Dd隣接医学シリーズ

こころの病気と歯科治療

監・著　**宮岡 等**
（北里大学医学部）

　　　　和気裕之
（神奈川県・みどり小児歯科）

編・著　**宮地英雄**
（北里大学医学部）

　　　　依田哲也
（東京医科歯科大学大学院）

刊行にあたって

　本書『こころの病気と歯科治療』は、なぜ「心の病気」ではなく「こころの病気」なのであろうか。
　夏目漱石の代表作『こころ』はご存知であろう。高校生のときに妙に感動して読んだ記憶がある。なぜ「心」ではないのであろうか。実は初版本の箱の背には「心」、表紙の背は「こゝろ」（こころではない）、序の記述では『『心』は大正三年四月から……」とあり、本文の題字は「こゝろ」、奥付の後の広告には「心（著者装幀）」とある。つまり、漱石自身はどちらでもよかったようである。しかし、題名を「こころ」とすることで、この作品の謎めいた深さのようなものがさらに強調されて、作品の魅力向上に一役買っているのは間違いない。
　「心」は、シンとも読めて心臓疾患も連想できるため、精神的な側面であることを理解してもらうためには「こころ」が適切であると思われるが、文学的な香りもして親しみやすい。
　漱石は『こころ』の広告文で、「自己の心を捕らえと欲する人々に、人間の心を捕らえ得たるこの作物を奨（すす）む」と記している。愛情と憎悪に発した罪悪感に悩む主人公の抱く人間のエゴと葛藤は、本来人間であれば誰にでもある生理的なものであるが、「こころの病気」との線引きは難しい。
　「こころの病気」を治すのは歯科医の専門分野ではないが、口腔疾患の専門家として、こころの病気を発症要因とした口腔疾患は避けて通れない。また、「病気」ではなく「患者」と対峙する以上、必ず「こころ」は関与してくる。ある歯科医院での例であるが、クラウン（歯冠補綴）治療の際に、形成、印象採得、最終調整までは信頼関係のある院長が担当してくれたのに、セメント合着だけ若い研修医が担当したことで不安になり、咬合違和感と締め付けられるような痛みを発症した症例があった。もし研修医がセットした後に、院長が最終チェックを行って「よし、完璧！」と一言でもあれば、あるいは会計時に受付で「まあ、きれいな歯が入りましたね。よかったですね」とでも言っていれば、発症しなかったかもしれない。患者を治すということは、こういうことかもしれない。
　人生経験豊富な歯科医であれば自然に具備できていることかもしれないが、若い先生は、医療知識として医療技術として歯科治療に必要な「こころ」の習得が必要である。本書がその一助になれば幸いである。

編集委員一同

平成30年2月

CONTENTS

刊行にあたって ………………………………………………………………………… 3

著者一覧 ………………………………………………………………………………… 4

第I章　精神疾患と歯科治療

1 精神疾患概論

1. 精神医学と身体症状との関連
北里大学医学部　精神科学　宮地英雄 …………………………………………… 10

2. 歯科心身症と精神医学
北里大学医学部　精神科学　宮岡 等・宮地英雄 ……………………………… 14

2 神経症圏

1. 身体表現性障害
北里大学医学部　精神科学　宮地英雄 …………………………………………… 19

2. 転換性障害・虚偽性障害・詐病
北里大学医学部　精神科学　宮岡 等 ……………………………………………… 24

3. 神経症性障害
北里大学医学部　精神科学　宮地英雄 …………………………………………… 27

4. 身体醜形障害
北里大学医学部　精神科学　宮地英雄 …………………………………………… 29

3 気分障害圏

1. 気分障害
北里大学医学部　精神科学　飯田諭宣 …………………………………………… 31

4 統合失調症圏

1. 統合失調症
北里大学医学部　精神科学　村杉 萌 ……………………………………………… 36

2. セネストパチー
北里大学医学部　精神科学　宮地英雄 …………………………………………… 38

5 認知症

1. 精神科からみた認知症
北里大学医学部　精神科学　姜 善貴 ……………………………………………… 40

2. 歯科からみた認知症
富山県リハビリテーション病院・こども支援センター　小倉京子 …………………………… 44

6 対人関係に注意すべき疾患

1. パーソナリティ障害
北里大学医学部　精神科学　橋本 樹 ………………………………………………………… 47

2. 発達障害圏
北里大学医学部　精神科学　神谷俊介 ………………………………………………………… 50

3. 知的障害
北里大学医学部　精神科学　宮地英雄 ………………………………………………………… 55

7 依存に関連する疾患

1. アルコール依存症
北里大学医学部　精神科学　櫻井秀樹 ………………………………………………………… 57

2. 摂食障害
北里大学医学部　精神科学　新井久稔 ………………………………………………………… 59

8 薬物に関連した問題

1. 精神科治療薬に関連した問題　──薬剤の副作用──
北里大学医学部　精神科学　廣岡孝陽 ………………………………………………………… 61

9 その他、精神科医療に関連した問題

1. 精神科リエゾン診療
北里大学医学部　精神科学　宮地英雄 ………………………………………………………… 72

2. がん患者の心理
北里大学医学部　精神科学　宮地英雄 ………………………………………………………… 74

第Ⅱ章　こころの病気を考慮すべき口腔関連症状と歯科治療

1 感覚の問題

1. 歯・歯肉痛
日本大学松戸歯学部　顎口腔機能治療学講座　飯田 崇・小見山 道
神奈川県・みどり小児歯科　和気裕之 ………………………………………………………… 78

Column 1　歯科恐怖症 …………………………………………………………………………… 83

2. 舌痛・口腔灼熱感
東京医科歯科大学大学院医歯学総合研究科　顎顔面外科学分野　中久木康一
東京医科歯科大学歯学部附属病院　ペインクリニック　栗栖諒子 ………… 84

3. 顎関節痛・咀嚼筋痛、顔面痛
東京医科歯科大学大学院医歯学総合研究科　顎顔面外科学分野　依田哲也 ………… 90

Column 2　歯科心身医学が歯科医療の発展を妨げる？ ………… 96

4. 口腔乾燥感
神奈川県・みどり小児歯科　和気裕之
北里大学医学部　精神科学　宮地英雄 ………… 98

Column 3　「特発性」と「心因性」と「原因不明」 ………… 103

5. 味覚の異常
埼玉医科大学医学部　口腔外科学　福島洋介 ………… 105

6. 咬合異常感
神奈川県・みどり小児歯科　和気裕之・和気 創 ………… 110

7. 口腔内の異常感覚
埼玉医科大学医学部　口腔外科学　福島洋介 ………… 115

Column 4　精神科医からみた歯科医の精神科薬処方 ………… 119

2 口臭の問題

1. 口臭が気になる
北里大学医学部　精神科学　宮地英雄 ………… 121

Column 5　「8020」、オーラルフレイルと高齢化、老化 ………… 126

3 運動の問題

1. 開口障害・咀嚼困難・嚥下困難
日立製作所横浜健康管理センタ　澁谷智明 ………… 127

Column 6　自己記入式質問票 ………… 134

2. 下顎・舌の不随意運動
川崎市立井田病院　歯科口腔外科　村岡 渡 ………… 135

4 審美の問題

1. 審美の問題
東京都・グリーンデンタルクリニック　島田　淳 ……………………………………………… 140

Column 7　認知行動療法の誤解 ……………………………………………………………… 144

5 歯科治療時の注意

1. 補綴歯科治療時の注意点
神奈川歯科大学大学院歯学研究科　全身管理医歯学講座　玉置勝司 …………………… 146

2. 保存歯科治療時の注意点
神奈川県・鎌倉デンタルクリニック　三橋　晃 …………………………………………… 151

3. 口腔外科治療時の注意点
東京医科歯科大学大学院医歯学総合研究科　顎顔面外科学分野　依田哲也 …………… 156

4. インプラント治療時の注意点
東京医科歯科大学大学院医歯学総合研究科　顎顔面外科学分野　依田哲也 …………… 160

Column 8　MW分類について ………………………………………………………………… 163

第Ⅲ章　コミュニケーションとインフォームド・コンセント

1. 患者の心理
神奈川県・つじむら歯科医院／臨床心理士　目加田まり ………………………………… 166

2. 医療を進めるコミュニケーション
北里大学医学部　精神科学　宮地英雄 ……………………………………………………… 171

3. 医療を進めるインフォームド・コンセント
北里大学医学部　精神科学　宮地英雄・宮岡　等 ………………………………………… 175

Column 9　インフォームド・コンセントからみえる歯科医療の問題点 ………………… 179

おわりに ………………………………………………………………………………………… 180

著者一覧

[監・著]

宮岡　等　北里大学医学部　精神科学

和気裕之　神奈川県・みどり小児歯科

[編・著]

宮地英雄　北里大学医学部　精神科学

依田哲也　東京医科歯科大学大学院医歯学総合研究科　顎顔面外科学分野

[著]

新井久稔　北里大学医学部　精神科学

飯田　崇　日本大学松戸歯学部　顎口腔機能治療学講座

飯田諭宜　北里大学医学部　精神科学

小倉京子　富山県リハビリテーション病院・こども支援センター

神谷俊介　北里大学医学部　精神科学

姜　善貴　北里大学医学部　精神科学

栗栖諒子　東京医科歯科大学歯学部附属病院　ペインクリニック

小見山　道　日本大学松戸歯学部　顎口腔機能治療学講座

櫻井秀樹　北里大学医学部　精神科学

澁谷智明　日立製作所横浜健康管理センタ

島田　淳　東京都・グリーンデンタルクリニック

玉置勝司　神奈川歯科大学大学院歯学研究科　全身管理医歯学講座

中久木康一　東京医科歯科大学大学院医歯学総合研究科　顎顔面外科学分野

橋本　樹　北里大学医学部　精神科学

廣岡孝陽　北里大学医学部　精神科学

福島洋介　埼玉医科大学医学部　口腔外科学

三橋　晃　神奈川県・鎌倉デンタルクリニック

村岡　渡　川崎市立井田病院　歯科口腔外科

村杉　萌　北里大学医学部　精神科学

目加田まり　神奈川県・つじむら歯科医院／臨床心理士

和気　創　神奈川県・みどり小児歯科

I 精神疾患と歯科治療

1. 精神疾患概論
2. 神経症圏
3. 気分障害圏
4. 統合失調症圏
5. 認知症
6. 対人関係に注意すべき疾患
7. 依存に関連する疾患
8. 薬物に関連した問題
9. その他、精神科医療に関連した問題

1 精神疾患概論

精神医学と身体症状との関連

宮地英雄

Key words

精神疾患、精神機能、国際疾病分類（ICD）、心身症、感覚異常

 精神疾患とは？

1．精神機能と精神現象

「精神疾患」というと、どのようなイメージをおもちであろうか。「精神＝心（こころ）」で、「心が病んでいる」というのはすぐに思い浮かぶであろうか。人によっては「遠い世界のこと」、「未知なるもの」であるかもしれない。あるいは「未知なる」といったところからの連想で、「怖い」というイメージをもっている人もいる。また逆に、親近感を覚える人もいるであろうか。

「精神疾患」は「精神現象」の変化がもたらす疾患であり、「精神現象」は、「精神機能」がもたらすものである。「精神機能」とは意識や知覚、記憶、感情、思考など、通常多くの人に一般的に備わっているものである。これらの変化により、「精神現象」の変化―「精神症状」や「精神疾患」が生じてくる可能性がある。すなわち、精神機能をもち合わせていれば、精神症状が現れたり、精神疾患になり得るのである。

2．脳や身体の問題

変化をもたらす原因はいくつかある。一番イメージしやすいのは、本人の気持ちを動揺させるような環境変化や、人的介入などであろうか。失敗や失恋などといった身近な出来事でも精神面の変化は生じ得るし、生命に影響するような事故や災害を経験すると、精神面にも当然負担がかかる。これら精神機能を司どっているのは脳である。したがって、脳の働きの変化、ダメージなどは当然、精神機能を変化させ得る。

たとえば脳梗塞や脳出血などの脳の傷害の後で、感情が変動を来しやすくなることがある。うれしい状況で大げさに見えるような嬉し泣きをしてしまうなどといった、いわゆる「感情失禁」という症状などが認められる。また、統合失調症やうつ病では、脳内のホルモンの影響が関与していることがわかってきている。血液中の電解質、ナトリウムやカリウムの変動で意識の変容などの精神症状を生じるのはよく知られていることであるし、数々の症状を軽減させるべく用い

る薬剤も、ある意味では脳に対しての変化をもたらしており、これらが意識障害などのほか、あらたな精神症状を生んでしまう可能性は考えておかなければならない。冒頭に示した、「心（こころ）」をどう捉えるかによるが、身体的問題が精神的問題を生じさせたり、影響したりすることは、身体に影響を及ぼす可能性のある医療者なれば、当然念頭に置きながら医療を進める必要がある。

このように精神症状—精神疾患は、比較的身近な問題であったり、身体症状の影響であらたに生じたり、大きくなったりするので、「遠い世界のこと」とは限らないのである。

精神疾患の分類

精神疾患が、「遠い世界のこと」で「未知なるもの」と思わせている要因の1つに、「疾患を規定たらしめる他覚所見が少ない」ことが挙げられる。それでもある一定の特徴をもつ一群をまとめ、「疾患」と規定すべく「分類」が行われている。精神疾患の分類の歴史的変遷については、各論で少し触れている部分もあろうが、詳細は成書にお任せしたい。現在、わが国の精神科領域で使用されている精神疾患の分類、診断基準の主なものとしては2つある。世界保健機構（WHO）が編纂している国際疾病分類：International Classification of Disease（ICD）と、米国精神医学会が作成した診断マニュアルである Diagnostic and Statistical Manual of Mental Disorders（DSM）である。

ICDは現在ICD-10が使用されている。ICDは、現在解明されている主要な疾患を網羅し、コード化されている。精神疾患は、「精神および行動の障害」として"F"コードが当てられている。この領域の大項目を**表1**に示す。

各疾患の評価法としては、カテゴリー診断という方法が主に使用されている。これは、症状や経過を観察し、詳細に記述するという記述精神病理学の流れで、病因はさておき、典型的な症状がいくつか揃えば「疾患」として診断できる（1つの疾患単位は原則重ならない）というものである。

DSMも文字どおりの精神疾患の診断マニュアルで、2013年6月にDSM-5に改訂された。わが国でも、顎関節症のⅡ軸評価への使用などが勧められている。DSMでは、第3版（DSM-Ⅲ）で多軸診断が用いられるなど、その時代の先進的な方法が用いられるのが特徴といってもよいかもしれない。

本書では原則としてICDの基準を用いることとする。

精神疾患と身体症状

1. 精神と身体の関係性

「精神疾患は、心が病んでいるのだ

表❶ ICD-10：精神および行動の障害

F0：症状性を含む器質性精神障害
F1：精神作用薬物使用による精神および行動の障害
F2：統合失調症、統合失調型障害、妄想性障害
F3：気分（感情）障害
F4：神経症性障害、ストレス関連障害、身体表現性障害
F5：生理的障害、身体的要因に関連した行動症候群
F6：成人の人格および行動の障害
F7：精神遅滞
F8：心理的発達の障害
F9：小児期および青年期に通常発症する行動および情緒障害/特定不能の精神障害

表❷ 身体的問題（症状・疾患）と精神的問題（症状・疾患）の関連

①「身体的問題」の存在が、「精神的問題」を生じさせる
②「精神的問題」の存在が、「身体症状」を修飾する
③「精神的問題」の存在が、「身体症状」を生じさせる
④「精神的問題」に、「身体的問題」が合併する

から、身体疾患にはあまり関連がないのであろう」と思われるかもしれない。しかし、臨床を経験していると、身体症状を呈している患者がしばしば精神的問題を抱えていることがあることを知ることになるであろう。身体的問題（症状・疾患）と精神的問題（症状・疾患）の関連性として、**表2**のような組み合わせが考えられる。

①は容易に想像できるであろう。たとえば急激に生じた開口障害に対し、不安が生じるといったことであるが、生じる精神的な問題の程度はさまざま考えられる。その理由は、症状や疾患の捉え方、考え方は個々人で異なるからである。あきらかに腫れが強くても頓着しないケースもあれば、それほど症状が強くないと考えられるケースでも強い不安を生じることもある。身体症状を診たとき、その個人が身体症状や疾患についてどのように考えているのかということは、常に注視する必要がある。

④についても理解は容易であろう。もともと精神疾患をもちながら身体疾患に罹患することは、当然あり得る。ただし、このような場合の身体症状の表出、その評価には、注意を要する。精神症状の影響を受け、症状が弱く表出されていたり、増強したりすることを考慮しなければならない。また、向精神薬を服用していると、感覚が変わってしまうことも想定しておかなければならない。

2．身体症状と心身症、精神疾患

　身体症状が心理的、精神的な問題で変化（軽減や増悪）することは、以前から知られていた。このような疾患群は、いわゆる「心身症」と呼ばれる。顎関節症や舌痛症などもこの心身症に含まれている（表2の②）。心身症は、いわゆる「心身相関」という概念を用いて疾患を診ている面がある。心身医学の領域においては、顎関節症や舌痛症もその「心身相関」のモデルに当てはまる疾患と捉えられている（第Ⅰ章1-2「歯科心身症と精神医学」参照）。

　また、精神医学においては、神経症やうつ病をはじめとする精神障害に身体症状が伴ってみられることは知られている（表2の③）。うつ病では、疼痛をはじめとする感覚の閾値が変動する。神経症は、いまでこそ病的な不安を主症状とする精神疾患であるが、その出自は「神経系の異常が想定される疾患」である。器質因の見当たらない失立、失歩は、転換性障害という疾患が疑われる（第Ⅰ章2-2「転換性障害・虚偽性障害・詐病」参照）。とくに感覚の問題が主となる場合は注意を要する（第Ⅰ章2-1「身体表現性障害」参照）。感覚の異常は当然、身体疾患に付随して出てくることも多いが、脳器質的な問題や精神的問題の存在を忘れてはならない。

　このように、一部においては身体的問題と精神的問題は密接に関与しており、とくに感覚の問題は、自覚症状によるところが大きいこともあり、扱いには注意を要する。

歯科治療における注意点

　口腔内の問題は、器質的問題のほか、痛みや違和感といった感覚の問題も多い。口腔内は感覚が過敏であるため、その評価はさらに難しくなる。歯科治療を進めるに当たって筆者は、症状の特徴と解剖学的位置、生理学、薬理学などの関連領域と、心理社会的状況といったミクロとマクロの両面を幅広く考慮することを、とくに要するものと考えている。

　まずは患者の医療に対して望んでいるものを把握し、器質的処置で対応できる部分、心理的問題を考慮せざるを得ない部分などを評価し、それをしっかり伝えるべくコミュニケーション技術を駆使し、必要な技術を提供していくことが肝要と思われる。

　第Ⅰ章の「精神疾患と歯科治療」では、これらの医療の実践に対し、精神的問題の基本的な知識を知っていただくような項目やコラムを設けてある。また、第Ⅲ章ではコミュニケーションについて触れてあり、医療における伝え方等を考えられるようにしてある。今後の日々の臨床に役立てていただければ幸いである。

1 精神疾患概論

2 歯科心身症と精神医学

宮岡 等・宮地英雄

Key words
心身症、歯科心身症、歯科心身医学、顎関節症、舌痛症

「歯科心身医学」という言葉が日本に広まりはじめたころ、舌痛症、口臭症（自臭症）、顎関節症を3大歯科心身症とする考え方があった。「舌に異常所見はないが、異常感を訴える病態」と「口腔や消化管に異常所見はないが、口臭が出ていると訴える病態」を近縁と考えることは可能かもしれないが、顎関節症のなかであきらかな器質所見がある症例まで含めて、同様の病態として論じるには無理があった。

精神医学の疾病分類も曖昧な点が多いが、いま思うと、せめてもう少し歯科心身医学の議論に精神科医が加わっていたら、歯科心身医学の診断や治療論は変わっていたのかもしれない。

本項では、歯科心身症の捉え方について述べていきたい。

心身症と歯科心身症

1. 心身症の定義と特徴

「歯科心身症」を考えるに当たっては、まず心身症を理解しておく必要がある。

身体症状が心理的、精神的な問題で、変化（軽減や増悪）することは、以前から知られていた。たとえば、気管支喘息や過敏性腸症候群の症状が心理的ストレスによって増悪する、といったことである。このような疾患群は、いわゆる「心身症」と呼ばれる。

日本心身医学会が1991年にまとめた定義を表1に、心身症とされる主な疾患を表2に、「歯科口腔外科領域」（引用のまま）にみられるとされる疾患を表3に示す。

この心身症の定義から以下の3つの点を押さえておく必要がある。

第1は、冒頭にあるように「心身症」は「身体疾患」である。心身症は「心」という字が頭にあるため、心の問題の疾患と思われがちであるが、ある特徴をもった「身体疾患」群の総称であることを忘れてはならない。

第2には、「心理社会的側面が関与する」という点である。心身医学では、「こころ」と「からだ」は互いに影響しあって生体として成り立つという、

第Ⅰ章　精神疾患と歯科治療

表❶　心身症の定義　（日本心身医学会1991）

> 身体疾患のうち、その発症と経過に心理社会的因子が密接に関与し、器質的ないしは機能的障害の認められる病態を呈するもの。
> ただし、神経症やうつ病などの精神障害に伴う身体症状は除く。

表❷　心身症とされる主な疾患　（日本心身医学会1991）

系　領域	疾患
呼吸器	気管支喘息、神経性咳嗽、喉頭痙攣、慢性閉塞性肺疾患など
心循環	本態性高血圧、起立性低血圧、冠動脈疾患、レイノー病など
消化器	胃・十二指腸性潰瘍、過敏性腸症候群、non-ulcer dyspepsia* 潰瘍性大腸炎、胆道ジスキネジー、呑気症（空気嚥下症）*など
神経・筋肉	筋収縮性頭痛、片頭痛、痙性斜頸、書痙、舌の異常運動、振戦*など
小児科	憤怒痙攣*、反復性腹痛、周期嘔吐症、起立性調節障害、遺糞症*など
皮膚科	慢性蕁麻疹、アトピー性皮膚炎、円形脱毛症、多汗症、皮膚掻痒症など
整形外科	慢性関節リウマチ、全身性筋痛症*、多発関節痛、頸腕症候群など
泌尿器科	遺尿症*、神経性頻尿*、心因性尿閉、遊走腎、インポテンス*など
産婦人科	更年期障害、機能性子宮出血、月経前症候群、マタニティーブルー*など
耳鼻咽喉科	耳鳴*、眩暈症、心因性難聴*、嗅覚障害*、咽喉頭異常感症*など

*一過性の心身反応、発達の未分化による心身症状（反応）、および神経症の場合も含まれる

表❸　心身症とされる「歯科口腔外科領域」の疾患　（日本心身医学会1991）

> 顎関節症、牙関緊急症、口腔乾燥症、三叉神経痛、舌咽神経痛、ある種の口内炎（アフタ性および更年期性）、特発性舌痛症*、義歯不適応症*、補綴後神経症*、口腔咽頭過敏症*、頻回手術症など

*一過性の心身反応、発達の未分化による心身症状（反応）、および神経症の場合も含まれる

いわゆる「心身相関」という概念を用いて疾患を診ている面がある。歯科領域では、顎関節症や舌痛症などもこの心身症に含まれており、心身医学では顎関節症や舌痛症もその「心身相関」のモデルに当てはまる疾患と捉えられている。

第3には、定義の後段にある、「ただし、神経症やうつ病などの精神障害に伴う身体症状は除く」という文言を挙げる。これは、「神経症やうつ病などの精神障害に伴う身体症状が存在する」ことを意味する。精神疾患に身体症状が付随することもよく知られてい

て、神経症の一部は「身体表現性障害」という「身体疾患を鑑別しなければならない疾患群」として位置づけられている（第Ⅰ章2-1「身体表現性障害」参照）。

ここで重要なのは、ある疾患を「心身症である（心身症の特徴をもつ疾患である）」ということを断じるには、精神疾患も鑑別の対象になる、ということである。

心身症を考えるには、以上3点を押さえておかなければならない。

2.「歯科心身症」とは？

ここまで示したように、通常の「心身症」という用語でも、広く捉えられる可能性があり、身体科医と話をしていて混乱することがある。ここにさらに「歯科」という語句が加わって、「歯科心身症」となると、この用語を使って議論をしたとしても同じ基準で話ができるのかと不安になるくらい、幅広く捉えられている印象がある。歯科医、あるいは歯科心身症の治療にあたる医師と話をしていると、「歯科心身症」という用語は、「歯科領域にみられる心身症」と必ずしも同義ではないようである。

「歯科心身症」は、「口腔領域に所見や症状があって、心理精神的問題の対応を要する病態全般」を指す用語になっている印象である。このようになってしまった原因としては、歯科医に（も）「心身症」の意味が十分に理解されず、語義だけで広まってしまった可能性や、「歯科」という語を冠することで、「心身症とは異なる特殊な状態」としての地位を確立してしまったということが考えられる。これを修正するのは相当に困難と思われる。いまできるとすれば、どのような意味で、この「歯科心身症」という用語を使うかを、連携する者同士でお互いに確認しつつ、議論を進めるしかない。

🌿 歯科心身医学の対象となりやすい病態

「歯科心身症」がこのように広い意味で使われるため、「歯科心身医学」として対象となる病態も広くなり、混乱が生じている。ここでは身体に愁訴を有し、歯科心身医学の対象となりやすい病態を分類（**表4**）して述べる。

1. 自覚的な身体症状があるが、歯科医からみて身体にその原因となる異常がない症例

顎の痛みや口の開けにくさ、舌がピリピリするという異常感、訴えられる強い口臭などに対して、対応する他覚所見がない症例が含まれる。

このように身体に異常がないにもかかわらず、身体愁訴を認める場合、精神医学では心気症状という言葉でまとめる。このような症例への対応を考えるとき、精神医学の教科書では心気症の項目が最も参考になる。

表❹　歯科心身医学の対象となりやすい病態の分類

1.	自覚的な身体症状があるが、歯科医からみて身体にその原因となる異常がない症例
2.	自覚的な身体症状があるが、歯科医からみて「身体に原因となる異常がない」と自信をもって言えないが、「あきらかな異常がある」とも言えない症例
3.	あきらかな歯科疾患にあきらかな精神症状を伴う症例
4.	あきらかな歯科疾患であるが、その身体症状が環境のストレスによって増悪する症例
5.	美容外科的側面が関係する症例
6.	過去の治療や説明の適切性を検討すべき症例

2. 自覚的な身体症状があるが、歯科医からみて「身体に原因となる異常がない」と自信をもって言えないが、「あきらかな異常がある」とも言えない症例

　顎関節痛や開口障害があり、骨の変形を認めるため、顎関節症と診断されるが、過度に強い、あるいは典型的な顎関節症の症状とは異なる愁訴を有する症例、舌痛症が疑われるが、歯の形状や義歯による刺激を否定しきれない症例などが含まれる。

　何らかの身体病変が見つかっても、症状との間にあきらかな因果関係があるとはいえず、かつ緊急性がない場合は、外科的治療を控えて、所見の説明や保存的治療のみで経過をみる時期があったほうがよい。もし歯科治療を行うとしても、その治療を実施した場合と実施しない場合の改善と増悪の可能性を患者に説明し、治療への同意を得ることが不可欠である（第Ⅲ章3「医療を進めるインフォームド・コンセント」参照）。

3. あきらかな歯科疾患にあきらかな精神症状を伴う症例

　舌がん患者が強い憂うつ感を呈する場合や、顎関節に他覚的病変を有する顎関節症患者が強い不安感を訴える場合などが含まれる。対応としては心身両面の治療を同時に進める必要があるし、より緊急性を有する者を優先する。

4. あきらかな歯科疾患であるが、その身体症状が環境のストレスによって増悪する症例

　あきらかな他覚的病変を有する顎関節症症例で、仕事における負担の増加や人間関係の問題が生じるたびに疼痛や開口障害が増悪するような場合である。心身症の定義、特徴では「①あきらかな身体疾患を有する者で、②心理的ストレッサーによって身体症状が変動し、③その変動は自律神経系や内分泌系、免疫系を介して説明されることが多い」ということがあり、「歯科心身症」という用語は誤用されやすいが、

歯科医の診療において典型的な心身症は少ない。

同じ顎関節症であっても、心理的ストレッサーによって痛みが増悪しやすい者とそうでない者があるため、この患者の顎関節症は心身症的な面をもつと考えたほうがよい。また同じ患者でも心理的ストレッサーによって症状が増悪する時期とそれほど影響を受けない時期がある場合は、この患者の顎関節症は心身症的な面をもつ時期もあると捉えたほうがよい。

心身症症例では、身体疾患の治療とともに患者にとって重荷となっている環境を避けるような方向で生活を指導することが大切である。しかし、現実には生活パターンを変えることは難しいため、バイオフィードバックや自律訓練法を併用することもある。

ただし、心身症という用語には多くの問題がある。国際的に頻用されている診断分類では心身症という用語を用いない傾向にあるし、改めてそれを臨床単位としてとりだそうとする動きもない。したがって、心身症という用語を「診断」であるかのように用いるべきではない。

5. 美容外科的側面が関係する症例

自分の外見が醜いと考えて、手術による極端な修正を求めてくる症例は醜形恐怖症と呼ばれる（第Ⅰ章2-4「身体醜形障害」参照）。軽度の顎変形であるが、患者の手術希望が非常に強い症例などが含まれ得る。

6. 過去の治療や説明の適切性を検討すべき症例

歯科では、他の診療科よりも過去の治療に対する不満を訴える症例が多い。咬み合わせが悪いと義歯を何度も作り替えている患者は、「いくつかの歯科で"これさえ治せば咬み合わせはよくなるはずだ"と説明され、高額の治療を受けたのによくならない」と述べた。

過去にかかった医師の説明を患者をとおして聞く場合、誤解や記憶違いが加わっていることが多いとしても、過去の治療や説明の適切性は治療開始前に十分に検討する必要がある。

対応は、もし予定している新たな治療があれば、それを実施した場合としなかった場合について、改善と増悪の可能性を説明して、同意が得られる範囲の治療を進めることになる。

●

「歯科心身症」、「歯科心身医学」は、その成立した経緯もはっきりせず、広く捉えられて、混乱を来している。精神医学の知識に基づいて身体愁訴を分類しておくことで、求められる最低限の対応は可能になると思われる。

2 神経症圏

1 身体表現性障害

宮地英雄

Key words
身体化障害、身体症状症、心気障害、持続性身体表現性疼痛障害

疾患の概要

1．用語の意味

　身体科臨床において、他覚所見が見当たらない、あるいは見合わない自覚症状に出合うことはよくある。その状態を鑑別していく際、精神的な問題では「身体表現性障害」という概念が浮かんでくるであろう。「身体表現性障害」という語は診断名ではない。「身体表現性障害である」というのは歯科領域でたとえるなら、「う蝕がある」といわれた程度であると思う。そう聞くと歯科医であれば、「どこに？」とか、「程度は？」とか、聞きたくなるであろう。「右下6番、C_2のう蝕」となって初めて診断といえるのではないだろうか。そのようなニュアンスで感じていただければと思う。

　身体表現性障害に含まれる疾患に共通した概念の概要を**表1**に示す。この概念の核は、「他覚所見が見当たらない（陰性）、あるいは見合わない自覚症状を呈するもの」であるが、これで精神疾患を考え得るであろうか。

2．歴史的背景

　この疾患の概念の出自は、「ヒステリー」である。「ヒステリー」は、西洋の近代精神医学黎明期に、精神分析や催眠治療などで扱われたことで注目されたこともあり、この時期に確立されたものであるというイメージをもたれている方も多いかもしれない。しかし、実はこの「ヒステリー」という語は古代ギリシャ語であり、「子宮」を意味している。つまり、原型としては古代から概念が存在したことになる。

　「原因が明確でない身体症状」は、この「子宮」の位置や性状が影響していると考えられてきた時代から、その後「悪魔」、「魔女」が関係しているとされ（この時代は、原因不明の身体疾患だけでなく、いろいろな症状が誤解、利用されたかもしれない）、疾患とは扱われなかった時代を経て、前述した精神分析などによる治療が行われた時代へとその概念、扱いが変遷している。この歴史的潮流については、成書1冊

表❶ ICD-10、F45：身体表現性障害・共通の概念

> 身体所見は陰性が続き、医師が身体的基盤がないと保証しているにもかかわらず医学的検索を執拗に要求し、繰り返し身体症状を訴えるもの。身体的障害が存在したとしても、症状の性質や程度あるいは患者の苦悩やとらわれを説明するものではない。
> 通常患者は心理的原因の可能性について話し合おうとすることに抵抗する。
> しばしば患者は、検索や検査が必要であることを医師に説得できず憤慨したり、注意を引こうとしたりする。

でも足りないくらいさまざまな研究や遍歴があり、現在に至っている。古代における概念の確立、近代精神医学黎明期の他に、もう一点歴史的な変換点を挙げるとするならば、アメリカ精神医学会が1980年に発表したDSM-Ⅲということになるだろう。このDSM-Ⅲで「ヒステリー」という言葉が消え、「転換ヒステリー」や「心臓神経症」などを整理し、「身体表現性障害」というカテゴリー名（転換性障害もここで生まれている）と、それに含まれる診断名が登場しているからである。この「身体表現性障害」のなかの「身体化障害」の元になっているのは、Briquet（ブリッケ）症候群とされている。

この疾患概念の変遷については、用語が登場した当初から比べると、精神的な問題の比重が軽くなっているといわれている。診断基準などからは、「心理的要因」を必ずしも同定しなくてもよいように読めてしまうこともある。前述した「他覚所見が見当たらない（陰性）、あるいは見合わない自覚症状を呈するもの」という概念で精神疾患を考え得るかという疑問が、ここに表れている。さらに、DSMでは最近また概念に変化が生じている。DSMは2013年からは第5版：DSM-5となっているが、身体表現性障害が「身体症状関連障害」というカテゴリー名に代わり（第Ⅰ章1-1「精神医学と身体症状との関連」参照）、「身体症状症」や「病気不安症」という診断名が登場している。

「他覚所見が見当たらない（陰性）、あるいは見合わない自覚症状を呈するもの」の扱いと位置付けは、人の歴史のなかで古くから認識されていたにもかかわらず、いまだ変遷著しい問題なのである。

臨床症状・診断・治療

1. 共通した基準

身体表現性障害のカテゴリーに含まれる診断名を表2に示す。これらの疾患に共通する特徴が表1になる。この

表❷　ICD-10、F45：身体表現性障害・診断名

F45.0：身体化障害
F45.1：鑑別不能型身体表現性障害
F45.2：心気障害
F45.3：身体表現性自律神経機能不全
F45.4：持続性身体表現性疼痛障害
F45.8：他の身体表現性障害
F45.9：身体表現性障害 特定不能のもの

表❸　ICD-10：身体化障害

確定診断には、以下のものすべてが必要である
(a) 適切な身体的説明が見い出せない、多発性で変化しやすい身体症状が少なくとも2年間存在する
(b) 症状を身体的に説明する原因はないという、数人の医師の忠告あるいは保証を受け入れることを拒否し続ける
(c) 症状の性質とその結果としての行動に由来する、社会的および家族的機能のある程度の障害

　カテゴリーにある疾患の代表である身体化障害の診断基準を**表3**に示す。このカテゴリーにある疾患の診断基準の構造は、ほぼこのパターンでできている。

　(a)の身体症状については、身体化障害では「消化器系の感覚（痛み、おくび、悪心、嘔吐など）」や「異常な皮膚感覚（搔痒感、灼熱感、うずき、しびれ、痛みなど）」が挙げられている。また、性に関する訴えも多いとされ、感覚の問題、あるいは感覚が敏感な部位の症状が多いように表されている。

　これが「心気障害」では「違和感」と「それへのこだわり」に、「持続性身体表現性疼痛障害」ではまさしく「疼痛」になっている。「身体表現性自律神経機能不全」では心血管系（心臓神経症などと関係：以下カッコ内は各領域の関係する症状、疾患名）、上部消化管（胃神経症、吃逆など）、下部消化管（過敏性腸症候群など）、呼吸器系（心因性の咳嗽など）、泌尿器系（心因性尿意頻回など）などに分けられ、それぞれに関連するであろうと思われるあきらかな障害のみられない自律神経症状が示されている。

　(b)は、身体表現性障害のカテゴリーの疾患にほぼ共通している概念である。身体表現性障害の身体症状につ

いては、しばしば診断が難しくなる。この疾患群に示される身体症状は、感覚の問題であることが多く、また所見がみつかっている場合には「症状には見合わない」という判断を求められることになる。このような状態を複数の医師が診た場合、医師間によって判断が異なることがあり得る。診断基準では、複数の医師が判断しても、「所見がない」あるいは「見合わない」と判断できること、と挙げている。と同時に、この疾患群の診断には、「（複数の）身体科医師の『身体疾患でないという保証』」が必須となっているともいえる。

この疾患の原因となる精神的・心理的問題については、現在の診断基準では必ずしも同定する必要はないが、治療的アプローチを考えるうえでは可能な限り推定しておくことが望ましいと考える。

2．対応に向けて

鑑別診断は当然、症状を呈している領域の各身体疾患が挙がる。もし身体疾患の存在が確認でき、精神的・心理的な問題が関与しているようであるならば、「心身症」のメカニズムを考えて（第Ⅰ章1-2「歯科心身症と精神医学」参照）鑑別すべきである。うつ病などの感情障害や他の神経症性障害では、感覚の閾値の変化がみられ、身体症状を呈することが知られており、鑑別すべき疾患として挙がる。そのほか、統合失調症圏の身体妄想などに注意すべきである。

治療については、効果の確立されたものはない。症状の様子、程度、生活上の不具合、悪化、改善の契機などを詳細に尋ねていくことが、患者への治療的アプローチにもなる。生活上のことや悪化、改善の契機を聞いていくなかで、精神的・心理的要因の関与が示唆される出来事がしばしば語られることもある。必要に応じて薬物使用により、症状軽減を図っていくことがある。

🌿 歯科治療における注意点

1．「感覚」をどう考えるか

「身体表現性障害」カテゴリーの疾患の診断は前述したとおり、しばしば困難になる。症状の微妙な特徴を拾えないと、診断・治療のミスリードになりかねない。口腔領域は身体のなかでも最も感覚が鋭い領域の一つである。そうなると、口腔は「感覚の変化をよく感じやすい領域」ということができる。歯科医は、このことを常に念頭に置きながら診療を進めるべきと考える。病歴を聴取する際、とくに感覚の表現に対して「そんなことはあり得ない」といった言動態度で進めると、重要な情報が患者から出てこなかったり、医療者が拾えなかったりする。それどころか、そのような態度は、存在している症状を大きく変化させかねな

いという問題もある。このようないわゆる医原性の症状変化は、その症状の判断だけでなく、当然自らの治療をも難しくさせることになる。

この疾患の患者は、身体症状を訴えて来院する。そこで所見が見当たらないか、あっても説明できない所見があることになる。所見が見当たらないケースには、外科的な処置は施さないが、症状に関係ない所見があるケースに対する処置は、慎重に行われるべきである。どうしても処置が必要な場合は、とくに感覚などの症状は、考えている以上には改善しない可能性があることを説明しておく。

2．歯科と精神科との連携

精神科への紹介も慎重にしたほうがよい。明確な理由の説明もなく、「あなたは精神疾患だから」などといった説明は、患者、発言した医師、後を引き受ける医師、いずれにとってもよいことがない。患者にとっては、症状がさらに悪化して医療不信となり、後を引き受ける医師は、そのような状態からのアプローチとなるので、大きな手間をかけながら治療を進めなければならなくなる。初めにアプローチした身体症状を診た医師の発言は、その後の治療に大きな影響を与えることになり、身体疾患に対する治療が必要な場合には、やはり自らの治療を困難にさせることになる。所見の見当たらない症状は、後に身体疾患がみつかる場合もしばしばあるので、初期対応としては、「このような場合には精神的問題が関与していることもあり得る」といった程度に話をしておき、身体科医（歯科医）がしばらく経過を診ていく。そして、前述のように、症状の詳細を聞いていくことで、精神的・心理的問題を引き出し、そのタイミングで「併行して」精神科に相談することを持ちかけてみてはどうであろうか。また、かたくなに精神科の介入などを拒否する場合は、患者と医師だけで話をするのではなく、患者の家族に立ち会ってもらい、一緒に勧めてもらうなどの工夫をしてみてもよい。

2 神経症圏

転換性障害・虚偽性障害・詐病

宮岡 等

Key words

疾病利得、転換性障害、虚偽性障害、詐病

疾患の概要——これらの疾患群を並べた意味

歯科を含む身体各科でみられる身体症状で、対応する他覚的な身体病変が認められないとき、「転換性障害、虚偽性障害、詐病を鑑別する」と記載されていることがあるが、その特徴や診断方法はわかりにくい。舌のヒリヒリ感を訴えるが、舌を含む全身に異常所見を認めない舌痛症患者について、「患者が嘘をついているのか」と歯科医に質問されたこともある。転換性障害、虚偽性障害、詐病については歴史的に複雑な議論があるが、最低限、身体科の医師に理解しておいてほしいことを挙げたい。比較的わかりやすいのは転換性障害と詐病である。

1．転換性障害

転換性障害はかつて転換ヒステリーと呼ばれていたが、近年ではヒステリーという用語を避ける傾向にある。強い環境ストレスともともとの性格素因が関係してさまざまな身体症状を呈する。身体症状には運動障害（立てない、歩けない、手や足の麻痺、声が出ない、など）と知覚障害（感覚低下、身体内の異物感など）があり、その症状は神経学的、解剖学的に説明できないことが多い。しかし、患者が意図してこの症状を演じているわけではない。

そのほかに、①症状は本人の心理的葛藤を象徴しているようにみえることがある（たとえば、歌手になりたくないが、親の強い希望で歌手を目指すことになった人が、声が出なくなる）、②他人がみている場面で症状が増悪するが、本人に増悪させてみせようという意図はない、③疾病利得がある（疾病利得には1次疾病利得と2次疾病利得があり、2次疾病利得は、その症状があるために結果的に仕事を休めるなどという本人の得になるかのような事態が起こっていることをいう。これに対して、1次疾病利得とは、声が出ないことで直接の得はないが、本人の心理的な葛藤が解消されているように理解できる場合をいう）、などがみられ

ると診断に近づく。

2．詐病

詐病は、症状があれば会社を休める、保険金が手に入るなどの明確な目的をもって、「症状がある」という嘘をつく場合をいう。足の麻痺が続けば保険金がおりることを知り、それを手にいれる目的で、本人が嘘という自覚をもって実際には動く足を動かないと訴えるような場合である。

体温が高いと訴えるために「体温計を擦って温度を上げた」などの行為であれば、身体面に治療の必要はない。しかし、仕事を休むためにわざと「体を傷つけた」、「不適切な量の薬を飲んだ」などの場合は、詐病が原因でも身体に起こっている状態には緊急の対応が必要なこともある。

3．虚偽性障害

最もわかりにくいのが虚偽性障害であり、書籍や文献の記載にも微妙な違いがある。筆者は、身体科の医師では以下のような理解が適切であると思う。①身体症状を訴えたり、自らの体に身体病変を作ったりする。②深く面接しても、転換性障害のような疾病利得が見い出せることはない。③詐病のような明確な目的を自覚していることもない。④自ら作った身体病変が原因で死亡することもあるし、より侵襲性の強い身体面の検索が必要になることもある。さらに典型例として、深く面接すると、あたかも自分の体を傷つけることがどこかで快感に繋がっているかのようにみえることがある。いわゆるミュンヒハウゼン症候群とほぼ同義であると考えてよい。

典型例として「長期にわたって自ら瀉血し、ヘモグロビンが5程度まで低下しているが、医師には何も告げないため、原因不明の貧血として骨髄検査などの侵襲的な検査まで実施され、"原因不明の貧血"としか診断されず、輸血を続けられている症例（虚偽性貧血と呼ばれる）」や「喀痰に自らの血をわざと混ぜて、検査を求め、医師には何も告げないため、気管支内視鏡などの侵襲性の強い検査まで実施され続ける症例」などがある。

歯科の症例

歯科と精神科とのリエゾン診療を長く続けているが、典型的な転換性障害、虚偽性障害、詐病は意外なほど紹介されないし、歯科医からの相談もない。口腔領域はこのような症状が少ないのか、歯科医の段階で適切に対応できているのか、また逆に外科的処置をしやすい領域なので、症状は改善しないままに治療が続けられているのか、はっきりしない。どう対応するのか、その例を簡単に述べる。

第一は、開口時の疼痛と開口障害があるが、他覚的な異常所見は認められ

ず、心理的な原因が疑われた場合である。まず精神科医は全身の神経学的所見に異常がないかを確認し、神経疾患や薬剤性の錐体外路症状を鑑別する。次に統合失調症（第Ⅰ章4「統合失調症圏」参照）やうつ病（第Ⅰ章3「気分障害圏」参照）の身体症状として、時に口腔領域の症状を認めることがあるので、両疾患および他の精神疾患の鑑別や合併について検討する。

その後、前述の手順によって、疾病利得、どのような場面で症状が増悪するか、どの程度強く身体の検索を求めるか、症状を訴える明確な目的がありそうか、などを検討する。一見、「その症状があると会社を休めるから、症状を訴えているのではないか」などと疑いたくなる場合もあるが、転換性障害や詐病の診断は相当慎重にすべきであり、「身体症状に見合うだけの身体所見がない」だけを根拠にしてはならない。

第二は、舌のヒリヒリ感を訴えるが、局所にも全身にも異常を認めない場合である。第一の場合と同様、神経疾患や薬剤性の口渇、統合失調症やうつ病、そのほかの精神疾患の鑑別や合併について検討する。舌痛症の場合は心気症や身体化障害の診断基準を満たすことが少なくない。それらの診断がついたとしても、前述の手順によって、疾病利得などを検討して、転換性障害や詐病の要素があるかを評価する。

これらからわかるように医師の面接技術の優劣によって、精神面の特徴をうまく聞き出せず、誤診に至ることも少なくない。基本的には「身体症状に見合うだけの身体所見がない」とわかった段階で、精神科医などの精神面の専門家に相談するのがよいが、精神科医の知識にもばらつきが大きい。一般的な臨床心理士は身体症状に関する知識が乏しいため、適切な援助者がいなければこのような症例には対応できないことが多い。

歯科治療における注意点

歯科医は何をすべきかという点で最も重要なのは、「症状を傾聴し、共感する」と「侵襲的な身体への治療をしないで経過をみる」であろう。「歯科医にできる認知行動療法」などという話も聞いたことはあるが、精神科診断から適応を適切に判断しないと、精神療法でも副作用が出る（コラム7「認知行動療法の誤解」P.144参照）。また、「歯科医にできる向精神薬療法」も時にいわれるが、副作用についての十分な知識が求められる。現状の歯科医学教育では難しいであろう（コラム4「精神科医からみた歯科医の精神科薬処方」P.119参照）。

2 神経症圏

3 神経症性障害

宮地英雄

🗝 Key words

恐れ、不安、神経症、恐怖症

🌿 疾患の概要

「神経症」という用語は、18世紀にイギリスの医師Cullenが提唱した概念である。原因がはっきりしない（結局は不安や恐怖が関連しているのであるが）神経関連様症状をもつものを指すようになった。ICD-10では、「神経症性障害」というカテゴリーがあり、ここに「恐怖症性不安障害」、「パニック障害」、「全般性不安障害」、「強迫性障害」などが属している。一般的にも使われる「高所恐怖」や「閉所恐怖」などは、「恐怖症性不安障害」のうちの「特定の恐怖症」に属する。

歯科に関連する「恐怖症」といえば、「口臭恐怖」や「自己臭恐怖」、「醜形恐怖」などがあるが、これらの恐怖症は社会や対人関係に関する恐怖である「社会恐怖」や「対人恐怖」などとの関連が深い。これらの「神経症性障害」は、疫学がはっきりされないとされる。「広場恐怖」や「特定の恐怖症」では、その状況にさらされないと症状が出現しないため、また「社会恐怖」、「対人恐怖」では、「自分の性格が悪いのだから」と病気であるという認識にならないため、医療機関を受診するケースが実数と乖離していると推測されている。

🌿 臨床症状・診断・治療

「神経症性障害」に共通する症状は、「恐れ」である。対象のある「恐れ」を「恐怖」、対象のない「恐れ」を「不安」という。通常、ある状況下に置かれた際の「恐れ」は、その状況に見合った程度であれば、その存在自体は正常であるが、状況に見合わない、強く長く続く不安は「病的不安」と呼び、正常な不安と分けて扱う。この「病的不安」を中核とする疾患は、「全般性不安障害」である。

「広場恐怖」は、何もない広場に立たされたときに感じる、「何もよりどころがない恐怖」を症状とするが、転じて「自由にならない状況に対する恐怖」も含まれる。満員電車や混んでいるバス、飛行機、劇場（とくに真ん中

の席）などに対するものである。その内容は原則的に了解が可能であるが、程度はさまざまあると考えたほうがよい。「広場恐怖」における恐怖は、その状況を回避すれば治まる。「広場恐怖」は「パニック発作」を伴いやすい。「パニック発作」とは、急激に生じる強い不安症状で、過呼吸や動悸、自律神経症状を伴うものである。「発狂恐怖」や「死の恐怖」という強い恐れを抱き、通常は数分で治まる。「パニック障害」の中核症状にもなるが、「パニック障害」における「パニック発作」は、状況に左右されないという特徴がある。

「強迫性障害」は、「強迫観念」と「強迫行為」が主たる症状である。「強迫観念」とは、本人の意思に反して繰り返し心に浮かぶ思考で、その思考は自分ではおかしいと理解しているものの、その思考をやめられないという特徴がある。その思考から逃れるために行われる行為が「強迫行為」である。「強迫行為」により「強迫観念」という思考が軽減されれば苦痛は軽減されるため、ほかに困難なことが生じないと医療機関の受診が消極的になる傾向にある。

「神経症性障害」の対応、治療としては、「恐れ」を引き起こす環境の整備、不安の軽減や思考の切り替えを助ける薬物療法、不安を乗り越えたことを支持する精神療法、認識の切り替えを促す認知行動療法などを組み合わせていく。

歯科治療における注意点

「神経症性障害」の患者は、「不安」や「恐怖」を呈しやすいと考えてよい。また、何が不安の原因となり得るかはそれぞれのケースで異なるので、「これくらいは大丈夫であろう」と思って行った行為でも、症状が出現してしまうこともある。前述したとおり、「神経症性障害」の患者は、潜在的に存在し、治療歴がないこともしばしばあるため、通常の問診では拾えないことも想定しておかなければならない。入室時、初対面のときの反応や、話をしている様子なども参考にし、「不安が出やすかったり、苦手な状況はありますか？」などと一言聞いてみるとよい。

無防備な状態で、口の中に何か得体の知れないものを入れられるというのも、不安を助長する。対応としては、まず話し合うこと。普段どのような状況で「恐れ」を抱きやすいか、どのようなことで「恐れ」を軽減できるかなどを聞き、でき得るかぎり対応していく。治療中であっても自由である、自由に話ができるという保証、雰囲気を作り、治療全体の行程をあらかじめ話しておく、治療の前には抗不安薬などを使用する、1回の処置を短くして休憩をはさむなどの工夫をしてみるとよい。

2 神経症圏

4 身体醜形障害

宮地英雄

Key words
醜形恐怖症、醜形恐怖症状、抜歯、手術

疾患の概要

身体醜形障害は、「醜形恐怖症」の呼び名のほうが馴染んでいるという人も多いであろう。疾患の概念としては、「自分自身の身体の形態に関してその一部あるいは全部が醜いと訴えるもの」である。その訴えの程度としては、妄想に近いほどの確信であることが多く、美容手術等を強固に求めるなどの行動を認める。随伴する精神症状は、対人緊張、関係念慮、関係妄想、抑うつ、体感異常などがある。

醜形恐怖症は、19世紀の「Dysmorphophobia」の記載がその歴史の始まりとされている。「dys = abnormal」「morpho = structure」で、「異常な形態に対する恐怖症」という意味になろう。その後はヨーロッパで研究が進み、強迫との関連としてみられていた。アメリカでは、約1世紀後、1980年のDSM-Ⅲにおいて「身体醜形障害」が身体表現性障害カテゴリーのなかに登場したが、2013年のDSM-5では強迫関連症群に配された。わが国では、DSM-Ⅲが登場する以前は、「思春期妄想症」という呼称でまとめられていた時代もある。現在、ICD-10では「身体表現性障害」というカテゴリーのなかの、「心気障害」に含むとされている。

醜形恐怖症状は、他の疾患でもみられることがあり、「症状」と「疾患」は分けて考えるべきである。

有病率などについてのはっきりとした報告はあまりない。男女比は、男性が多いとされるが、健常人における醜形恐怖傾向は女性に多いという報告がある。顔の一部または全部に固執するケースが70%以上といわれている。

臨床症状・診断・治療

身体に対する見かけの悩みがある、その悩みは他人には認識できないか、できても些細なものにみえる、といった訴えがあれば、この疾患を考える。困難があるとすれば、訴えが「些細」かどうかをどう判断するかが問題であ

る。そして前述のとおり、醜形恐怖症状はさまざまな状態や疾患の一症状としてもみられるため、診断においては、まずこれらの疾患を鑑別し、中核群と分けることが肝要となる。症状性や器質性、薬物の使用、統合失調症、気分障害を鑑別し、神経症圏を絞り込んだ後でも、強迫性障害や思春期における心性などを考慮し絞り込んでいく。いわゆる中核群では、若年の頃から症状を抱えている、家族や対人関係に問題がある、手術に固執する、手術を受けられないとなると引きこもりや自殺を考える、などの特徴がある。

治療は、まずこの症状を来している原因を特定することが重要で、統合失調症やうつ病等によるものであれば、この治療を優先する。中核群では確立された治療はない。精神療法、薬物療法を併用し、症状を軽減させながら現実に向き合わせていく。

歯科治療における注意点

前述のように、顔に関する訴えが多いため、歯科受診患者のなかにも、当然この疾患の患者が存在する。「歯が伸びてきたから」あるいは「抜歯をされたから」顔の形が変わったなどの訴え、また小顎症に伴う咬み合わせの治療目的などで受診する。主訴が、形態の問題のみを訴えている場合は単純だが、最近は機能の訴えを混じえてくるケースがあり、対応に苦慮する。

この疾患の患者は一般に、形態の訴えに関して患者の主訴どおりに手術を施しても満足しない。むしろ「あの手術がよくなかった」など、訴えが強くなるケースが多い。歯科領域では抜歯などの処置を求められることになるが、当然、不可逆的な処置は注意が必要である。機能の問題、またはその問題が絡んでいる場合は、必要に応じた処置をせざるを得ないが、その際は処置をする前に、十分な打ち合わせが必要となる。

処置をすることで、何を優先に改善させていくのか。場合によっては機能を優先させるため、形態は（加えるなら感覚も）まったく変わらないか、かえって（意図しない方向に）変わってしまうことがあることを十分説明する。本人だけとの口頭での了解は危険で、本人の関係者同伴で書面で了解を取るくらいの必要がある（第Ⅱ章4「審美の問題」参照）。

一般には、この患者に対する手術・処置については、施行してもうまくいかないことが多く、施行はお勧めできない。しかし、上記で説明したことのほか条件が揃えば、機能形態のみならず患者の精神心理状況をよくすることもあるという見解もある。診療を進めるに際しては、精神科医との連携が望ましい。

③ 気分障害圏

1 気分障害

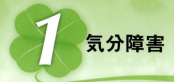

飯田諭宜

🗝 Key words

うつ病（エピソード）、躁病（エピソード）、双極性感情障害、身体性症状、感覚異常

🌿 疾患の概要

　気分障害圏は、文字どおり「気分」の障害を主とした疾患群である。「気分」というと一般的な言葉のように思われるかもしれないが、精神医学で用いられるときは歴とした医学用語となる。英語では"mood"あるいは"affective"で表され、"mood disorder"、"affective disorder"のように用いられる。日本語では「感情障害（圏）」とも呼ばれる。

　気分（感情）の障害を中心とした精神症状を呈し、その気分と活動水準が著しく乱されるエピソードが認められることで診断される。機能性の身体症状を合わせて認めるケースも多い。気分に関する症状は、うつ状態と躁状態があり、ICD-10においては、その程度や呈する期間、パターンなどの組み合わせで、表1のような診断名に分類される。さらに、双極性感情障害にみられるうつ状態と躁状態の症状群も、それぞれ"うつ病エピソード"と"躁病エピソード"として解説しており、疾患単位としての「うつ病エピソード」と混同しやすく注意を要する。

　気分障害の中心となるのは、「うつ病」と「躁うつ病（＝双極性感情障害）」である。「うつ病」は古代ギリシアの時代から知られており、近年では、「不安」、「身体症状」、「喪失感」といった種々の症状との関連性の問題から、バイオマーカー、遺伝子レベルの解析まで、幅広く研究がなされている領域である。

🌿 臨床症状・診断・治療

　まずは中心となる症状である、うつ状態と躁状態の概要を示す。どちらの状態像も、種々の気分障害のなかにおいてエピソード（挿話）として観察され、疾患性を認める場合は、数週間から数ヵ月間持続する。

1. うつ状態

　「抑うつ気分」、「興味と喜びの喪失」、

表❶　ICD-10　F3：気分障害（一部略）

F30：躁病エピソード
F31：双極性感情障害［躁うつ病］
F32：うつ病エピソード
F32.0：軽症うつ病エピソード 　　　.00：身体性症候群を伴わないもの 　　　.01：身体性症候群を伴うもの
F32.1：中等症うつ病エピソード 　　　.10：身体性症候群を伴わないもの 　　　.11：身体性症候群を伴うもの
F32.2：精神病症状を伴わない重症うつ病エピソード
F32.3：精神病症状を伴う重症うつ病エピソード
F32.8：他のうつ病エピソード
F32.9：うつ病エピソード、特定不能のもの
F33：反復性うつ病性障害
F34：持続性気分（感情）障害
F34.0：気分循環症
F34.1：気分変調症
F38：他の気分（感情）障害
F39：特定不能の気分（感情）障害

「活動性の減退による易疲労感の増大」が典型的な症状とされ、さらに多くの症状が組み合わさって認められる（**表2左**）これらの症状は時に、特有の日内変動を伴うことがある。抑うつ気分は、患者自身が悲しみや、空虚感、絶望感といった感情を抱いていることや、落ち込んでいるように見えることで評価できる。「易疲労感」や「睡眠の障害」、「食欲の障害」などは、種々の身体症状に繋がりやすい。重症になると、妄想などの精神病様症状を伴うことがある。

2．躁状態

気分が高揚し、意欲増進による身体的にも精神的にも活動性が増加した状態である。うつ状態との混合状態や、易怒性（怒りっぽい）が伴う純粋でないエピソードも多くみられる。

程度が軽いものは軽躁病といわれる。活動性が亢進し、言葉遣いもなれなれしいものになるが、社会的な問題までに至ることにはならない。中等度になると、場にそぐわないほどに気分が高揚して、時には制御できないほどになる。先を見通さずに浪費するなど

表❷　うつ病エピソードの症状

精神症状	身体性症候群
【典型的な症状】 ・抑うつ気分 ・興味と喜びの喪失 ・活動性の減退による易疲労感の増大 【一般的な症状】 ・集中力の減退 ・自己評価の低下 ・罪責感、無価値観 ・将来に対する希望のない悲観的な見方 ・自殺念慮 ・睡眠障害 ・食欲不振	・喜びや興味を失う ・情動的な反応性を欠く ・朝の目覚めが普段より2時間以上早い ・午前中に抑うつが強い ・あきらかな精神運動制止（口数が少ない、動作が鈍くなる）、焦燥（不安そうに歩き回るなど）が客観的に観察される ・明らかな食欲の減退（体重減少） ・明らかな性欲の減退

の極端な行動に出ることもある。典型例では観念奔逸といった思考障害がみられ、過度に楽観的となり、思考の進みが早く、思いつくままに話をしてしまい、目標に到達しない。

さらに重症の病態では妄想が出現する。典型例では、自分の能力や価値を過大評価する誇大妄想や血統妄想、被愛妄想などがあるが、一方で被刺激性が高いことから被害妄想へと発展したり、興奮から攻撃や暴力に至ることもある。

3．気分障害の診断

前述した症状の出現パターンや程度よって、気分障害の診断が決まっていく。気分の向かい方が、落ち込むか、高揚するかのどちらか一方向性であれば、単極の「躁病（エピソード）」や「うつ病（エピソード）」に、また両者が認められれば、二つの極、すなわち「双極性感情障害［躁うつ病］」となる。

障害の程度は、症状の数や程度によって、「軽症」から「重症」に分けられ、重症は「精神病症状」を「伴うもの」と「伴わないもの」にさらに分けられる（表1：F32.0～F32.3）。「精神病症状」とは、妄想、幻覚、うつ病性昏迷を指す。とくにうつ病エピソードにおける妄想には、心気妄想（身体や病気を対象とした妄想）、貧困妄想（経済的に過度に困窮するといった妄想）、罪業妄想（償うことができない大きな過失をしたといった妄想）が知られている。「重症うつ病エピソード」では、身体症状がほとんどに存在すると推定される。

うつ状態や躁状態が基準に満たない状態で持続していたり、気分が短い期間で急速に交代する状態もあり、「持続性気分（感情）障害」として診断さ

れる場合がある。

これらのように気分障害の診断は、気分の出現パターンや程度、重症度、経過を合わせ、立体的になされる。

4．気分障害と身体症状

気分の障害に身体症状が伴うことは以前から知られていた。ICD-10で示されている「身体性」症状は、「メランコリー性」症状等とも呼ばれ、**表2右に症状を例示している**。行動面や食事、睡眠など、精神面の影響を受けた身体あるいは生活にみられる状態が挙げられているが、これ以外の明確な身体症状についての記載はなく、個別に検討する必要はある。とくに所見が明確でない身体症状は、注意を要する。たとえばうつ状態においては、感覚が過敏になるケースと鈍くなるケースと両者を認めるようである。気分障害の既往がある場合や、気分の病的な変動が先行し、ほかに随伴する症状がみあたらない場合は、「気分障害に随伴した身体症状」を検討する。当該症状を呈する身体疾患のほか、身体表現性障害圏の疾患（第Ⅰ章2-1「身体表現性障害」参照）が鑑別疾患として挙げられる。

5．経過・治療

気分障害の経過は、「気分の波」などといわれるように、悪化の後は、一見治ったかのように快方に向かう。ただし、その治り方にもさまざまなパターンがある。「うつ病エピソード」などでは、一度の大きなエピソードがあった後は症状が出てこない場合もあるが、多くは何度か症状を繰り返す。このパターンは、「反復性うつ病エピソード」として別にコードするようになっている（表1：F33）。快方に向かって一見問題なくなった状態を「治癒」とはせず、「寛解」と称するのは、患者・医療者双方に対して、「今後症状が再発するかもしれない」という、注意喚起の意味がある。気分障害の正確な診断には、気分の経過の波の的確な観察と詳細な問診が必須である。

このような経過のなかでは、積極的な治療介入をせずとも快方に向かうケースもある。治療は、本人への疾病に対する情報提供、精神療法、家族への協力、薬物療法などであるが、生活に支障がある場合には入院加療も検討される。薬物の使用は、障害のタイプによっては効果がなかったり、悪化することもあるので、診断、程度を加味しながら慎重に行われる。

🌿 歯科治療における注意点

気分の障害に身体症状——とくに所見が明確でない身体症状が伴うことはあり得ることである。また、気分の症状に身体症状が先行することもある。歯科医療においては、感覚の問題——痛みや違和感などに影響が出ることが

予想される。内服薬が使われていると、これらの感覚はさらに複雑に——一見問題がなくても、手を加えることで過敏になるなど——なる可能性がある。これらの点を考慮しないで治療を進めると、症状、感覚がかえって悪化する可能性があり、過剰な処置を加えることになりかねない。

対応に際しては、詳細に問診を行うこと、また処置後に感覚が変化することがあり得ることを十分説明することが必須となる。安易に根拠なく、「感覚が変わることなどない。大丈夫」、「変化があっても慣れていきますよ」という説明は、治療の経過、過程や、患者・医療者の関係に大きな影響を及ぼしかねない。

【参考文献】
1) 濱田秀伯:精神症候学. 初版, 266-283, 弘文堂, 東京, 1994.
2) 融 道男, 他:ICD-10 精神および行動の障害—臨床記述と診断ガイドライン—. 122-134, 医学書院, 東京, 2006年.

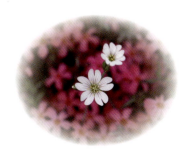

4 統合失調症圏

統合失調症

村杉 萌

Key words

統合失調症、妄想、幻聴、抗精神病薬、ジスキネジア

統合失調症と、統合失調症と似た病状を呈する妄想性障害、急性一過性精神病性障害、統合失調感情障害などの疾患を包含する概念を統合失調症圏としている。ここでは統合失調症を中心に概説する。

疾患の概要

感覚、思考、行動、感情などを統合する能力が長期間にわたって低下し、幻覚や妄想といった症状がみられ、その結果まとまらない行動を呈する。それらの変化について振り返ることが困難になる。症状は、社会生活を営む機能にも影響を及ぼす。一般的に、長期にわたる治療、支援が必要となる。思春期から青年期で好発し、約100〜120人に1人の頻度といわれており、決して稀な疾患ではない。

臨床症状・診断・治療

臨床症状は多岐にわたり個人差も大きい。幻覚のなかでも統合失調症でみられる知覚の異常は幻聴が主である。自分に対する命令や批判が複数の人間で会話をする声が代表的である。幻聴に聞き入って笑う（空笑）ことや、幻聴と対話をすることでひとりごと（独語）が目立つことも多い。

妄想とは、誤った事柄に強い確信をもち、訂正が入らない考えのことである。誰かに見られている、悪口を言われている、意地悪をされるなどの被害的な内容が多い。訴えの内容が、正誤を判断しにくい内容、家族内の事象（たとえば配偶者の浮気など）である場合には、安易に妄想であると決めつけることで誤診に繋がる可能性があり、注意を要する。自分の考えが他人に伝わる、他人の考えが自分に入り込む、自分の体や考えが他人に操られるなどの症状も統合失調症に特徴的である。以上の症状は陽性症状と呼ばれ、急性期に強まる。感情の鈍麻や平板化、意欲・自発性の低下など、正常な精神機能の減少や欠如は、陰性症状と呼ばれ、急性期を過ぎた後に認められやすい。

診断は臨床症状や経過に基づいて行

われる。鑑別診断では、類似症状をもたらす身体疾患、薬剤による精神障害を除外する。

治療においては薬物療法が欠かせない。主に使用する薬剤は抗精神病薬である。ガイドライン上[1]、抗不安薬や睡眠薬、気分安定薬の併用、副作用に対する抗パーキンソン病薬の使用は推奨されていないが、わが国では使用されやすい現状がある。

歯科と統合失調症

統合失調症が歯科臨床にもたらす課題は、疾患によるものと治療薬によるものに大別される。

被害妄想が強まると歯科治療継続が困難となるほか、安全に治療をするための指示に従えないなどの課題が生じる。その場合は、患者の歯科治療を円滑に進めるため、精神症状の治療を行う必要があることを患者や家族に説明し、理解を得るよう努める。理解を期待できない場合には、医療者間で情報共有する。歯科医も統合失調症のある患者の特性に理解を示し、言動を否定せず傾聴するとともに、平易な言葉を選んで歯科治療について説明することが重要である。

統合失調症のある患者のう蝕や歯肉炎は、患者の怠けによるものではなく、陰性症状がもたらしていることが少なくない。これらの問題は患者への援助強化のきっかけになる。家族や支援者に、口腔衛生についても注意してもらう。

治療薬の副作用による唾液分泌低下や、口渇により摂取量が増えやすい清涼飲料水に含まれる糖分はう蝕をもたらす[2]。短時間でも静座していることが困難となるアカシジアは、歯科治療のための安静を妨げる。こうした薬剤の副作用が疑われる場合も、精神科担当医と情報共有し、薬剤調整が行われることが望ましい。

●

統合失調症のある患者が適切に歯科治療を受けることができるためには、一人でも多くの歯科医、歯科衛生士が理解を深めることが求められる。患者の訴えをよく聞き、局所症状のみに対応しようとせず、個々の患者の特性にあった対応を心掛けること、十分な説明と患者の納得のもとに治療を行うことを前提とし、患者の信頼を得て良好な患者・治療者関係を構築すること[3]も求められる。歯科診療で気づいたことを精神科担当医と情報共有することは、歯科治療の転帰のみならず、精神科治療の転帰、予後にも寄与すると期待できる。

【参考文献】
1）日本神経精神薬理学会：統合失調症薬物治療ガイドライン．医学書院，東京，2016
2）吉井初美，他：統合失調症患者の口腔衛生支援．Jan J Gen Hosp Psychiatry, 25(3)：268-277, 2013.
3）中村広一：精神分裂病者における歯科診療上の問題点．日歯心身，7(2)：126-133, 1992.

4 統合失調症圏

2 セネストパチー

宮地英雄

Key words
体感異常、口腔内セネストパチー、妄想性障害

疾患の概要

「なんか口の中の感覚がおかしいんです」という訴えを聞いたときに、医師、歯科医は、どのように考えるべきであろうか。歯科領域では、「口腔異常感症」なる用語（病態名？）があるようだが（第Ⅱ章1-7「口腔内の異常感覚」参照）、精神科領域でその異常感覚の一部として思い出される用語に、「セネストパチー」がある。

「セネストパチー」は、20世紀初頭に「セネステジー」の異常として提唱された。「セネステジー」とは、「体感」すなわち皮膚感覚に対する「内臓の感覚」を指すとされ、「セネストパチー」は「内臓の感覚に異常を感じるもの」と意味づけられた。これらの異常を抱える患者は、普段感じない感覚を感じ、それがなかなか取れないという点で、著しい苦痛を呈する。この「セネストパチー」という用語には、注意しなければならない特徴がある。それは、この用語が「症状」を指す場合と、「疾患」を指す場合があることである。言い換えると、「症候性のもの」と「疾患単位（臨床単位）」を、同じ言葉で表しているということになる。

この感覚の異常が口腔内に生じるものを「口腔セネストパチー」と呼ぶが、口腔内はもともと感覚が鋭敏な領域である。このような感覚異常を考えるうえでは、「セネストパチー」とは呼べない異常感覚も生じる可能性があり、注意を要する。

臨床症状・診断・治療

診断についてはまず、訴えている感覚が「セネストパチー」であるかどうか検証するところから始める。口腔でセネストパチーを疑う訴えは、「歯が浮く」、「歯が歯肉の中でねじれていく」などが典型である。「針金や砂が出てくる」というものは、「内臓感覚」とは少し違うので、「セネストパチー」とは厳密にはいいにくい。また、「～のような」と表現した場合も注意を要する。「まるで～のような」とは、辛

さなどは伝わりやすくなるが、感覚を何かに擬えているだけである。「セネストパチー」は、「そうなっている」というほぼ確信的に感じているものである。なかには「〜のような」と「〜である」が混じって訴えられるケースもあり、判断に迷うこともある。診断においては、本人の感覚をしっかり確認する必要がある。

「セネストパチー」であるとなったら、次は、「症候性のもの」か「疾患単位(臨床単位)のもの」かを見極める。「症候性のもの」としては、症状が出ている領域の身体疾患や薬剤の影響、うつ病のような気分障害(第Ⅰ章3「気分障害圏」参照)や脳の器質的疾患などがある。「疾患単位(臨床単位)」としては、統合失調症類縁の妄想性障害の身体型として位置付けられる。この異常感覚を「身体感覚の妄想」と捉えるのである。

治療は、「症候性のもの」はそれぞれの原因に対応する。妄想性障害に対しては抗精神病薬を使用するが、高用量でも効果が得られないケースも多い。近年では、精神科領域で行われている(修正型)電気痙攣療法が、効果があるという報告もある。

歯科治療における注意点

歯科治療においても、まず重要なのは、異常感覚の見極めである。口腔内は感覚に鋭敏な領域であり、ちょっとした器質的変化でも、大きな感覚の変化として捉えやすい。まずは他院で行われた、または自分が行った処置、行為、投薬などを見直し、感覚の異常を引き起こしそうな問題はないかどうかの検証を行う。「口腔内の異常感覚」＝「口腔セネストパチー」といった風潮は注意しなければならない。

問診や説明についても注意を要する。「セネストパチー」の訴えは、概して奇異である。しかし、それを訴えに対し、「そんなことはありえない」などといった説明は、患者の否定に繋がり、患者・歯科医間の信頼関係を損ねることになる。「感覚の異常の可能性がある」として、精神科の受診を促す。

口腔内の処置は、症状が改善するどころか悪化することすらある。そのため、できるだけ避けるか、最小限であることが望ましい。

日常生活については、規則的な生活を行い、気を紛らわせるような指導をする。患者自身の対応として、楽になることは患者の負担にならないかぎり支持する。飴やガムの使用、爪楊枝などを咥えて紛らわしている患者もいる。

5 認知症

 精神科からみた認知症

姜 善貴

Key words

アルツハイマー型認知症、血管性認知症、抗認知症薬、デイサービス、誤嚥性肺炎

疾患の概要

近年、わが国では高齢化が進み、認知症患者が2025年には675万人に到達すると推定されている。認知症とは「獲得された認知機能が脳の器質的障害により慢性進行性に日常生活や社会生活に支障を来す程に低下した状態」と定義されるものである[1]。

アルツハイマー型認知症、レビー小体型認知症、血管性認知症、前頭側頭型認知症が4大認知症とされており、いずれも根本的な治癒を期待できる病態とはいえない。しかし、慢性硬膜下血腫、正常圧水頭症、甲状腺機能障害、薬剤性の認知機能障害など、認知症のようにみえる可逆性の病態も存在するため、適切な鑑別診断を行うことが必要である。

近年、高齢化への懸念が叫ばれるようになり、適切な支援についての議論が多くなされるようになった一方で、認知症について誤った理解や解釈が広がっているように思われる。「認知症は徘徊する」、「認知症は妄想が出現して攻撃的になる」、「興奮するから薬を飲ませないといけない」といったことを耳にすることも多い。前述のように認知症の原因疾患は多様であり、それぞれにおいて障害されやすい機能も異なる。当然、生じやすい社会生活上の問題も異なり、生じる問題についても原因は異なる。

認知症の理解と援助について、本書のテーマである歯科領域との関連にも触れつつ概説する。

臨床症状・診断

認知症の診断の定義として、「獲得された認知機能が脳の器質的障害により慢性進行性に日常生活や社会生活に支障を来す程に低下した状態」ということが挙げられる。認知症とは状態像であり、症候群を指す言葉であるため、厳密には「認知症」という病気が存在するのではなく、「認知症という状態

表❶　ICD-10 における認知症

F00	アルツハイマー病の認知症
F00.0	早発性アルツハイマー病の認知症
F00.1	晩発性アルツハイマー病の認知症
F00.2	アルツハイマー病の認知症、非定型型あるいは混合型
F00.9	アルツハイマー病の認知症、特定不能のもの
F01	血管性認知症
F01.0	急性発症の血管性認知症
F01.1	多発梗塞性血管性認知症
F01.2	皮質下血管性認知症
F01.3	皮質および皮質下混合性血管性認知症
F01.8	他の血管性認知症
F01.9	血管性認知症、特定不能のもの
F02	他に分類されるその他の疾患の認知症
F02.0	ピック病の認知症
F02.1	クロイツフェルト・ヤコブ病の認知症
F02.2	ハンチントン病の認知症
F02.3	パーキンソン病の認知症
F02.4	ヒト免疫不全ウイルス（HIV）疾患の認知症
F02.8	他に分類されるその他の特定の疾患の認知症
F03	特定不能の認知症

を起こす病気」があるということになる。国際疾病分類 ICD-10 では、認知症を主とする器質性精神障害を**表1**のように分類している。

　認知症の原疾患ごとの有病率は、アルツハイマー型認知症が最も多く66.2%といわれており、次に血管性認知症が19.6%といわれている[2]。診断にあたって注意すべき点として、認知症状態を起こす病態は他にも多々あるため、頭部画像検査、血液検査は必ず実施し、正常圧水頭症や脳腫瘍、甲状腺機能障害など、回復の可能性がある病態を鑑別する必要がある。また、薬剤の影響による認知機能障害も多く報告されており、認知症が疑われた患者の2〜12%が薬剤性であるという報告もある[3]ため、服用している薬剤の見直しも診断の前に行う必要がある。

　最も多い認知症の原疾患であるアル

ツハイマー型認知症の臨床症状は、まず初期症状として、近時記憶の障害と時間的な見当識障害が生じる。エピソード記憶の障害により、体験したこと自体を忘れてしまうこともある。中期になると自己および社会における古い記憶も障害され、場所に関する見当識障害も出現し、出かけてしまうと自宅に帰ってくることが難しくなる。失語、失行、失認などの神経心理学的症状も出現する。後期になると人物の見当識障害も出現し、親族に対しても「誰ですか」と尋ねたりする。着衣や排せつなど簡易な身辺のことも困難になる。以上の全経過が約10年程度といわれている。

血管性認知症の臨床症状は、脳血管障害の部位によって異なる。症状として、前頭葉白質病変による人格変化、精神運動遅延、遂行機能障害が前景に立つ一方で、判断力、理解力は保たれる「まだら認知症」を呈することが多い。認知機能障害があること、脳血管障害があること、両者に因果関係があることが診断の要諦であり、脳血管障害発症から3ヵ月以内の認知症症候出現、知的機能障害の急激・階段状の増悪などが指標となる。ただし、無症候のうちに脳血管障害を発症している例もあり、必ずしも3ヵ月という期間の設定が適切であるとは限らないため注意が必要である。

治療

　認知症は慢性進行性疾患であり、現在、中核症状とされる認知機能障害を改善する治療法はまだ開発されていない。認知症治療のための薬物療法に関しては、抗認知症薬が用いられているが、抗認知症薬に共通する効果の限界として、「認知症の病態そのものの進行を抑制するという成績は得られていない」ということが挙げられる。有効性の評価の困難さや有害事象の多さなど、問題点も多く指摘されている。とくに、抗認知症薬の有害事象として生じる易怒性や興奮を「認知症だから興奮する」と誤解し、さらに鎮静作用のある薬剤が処方されるという事態がしばしばみられ、問題とされている。根本的な効果を期待する治療薬の開発も進められ、臨床試験も実施されているが、有効性はいまだあきらかになっていない。

　一方、認知症治療における非薬物的な介入についても、運動療法、食事療法、動作法、回想法など、さまざまな方法が検証されているが、治療効果、予防効果については肯定的結果、否定的結果が混在している状況にある。英国の認知症ガイドラインが非薬物療法として全種類の認知症に推奨しているのは集団認知刺激プログラムである。わが国では介護保険の適応となるデイ

サービスがこれに当たると思われる。抗認知症薬と異なり、認知症の種類の鑑別診断や重症度診断をせずとも利用できること、本人も介護者も効果を感じやすく有効性の判断がしやすいこと、薬剤のような有害事象がないことから、安易に薬物療法を行う前にまず、デイサービスの利用を検討すべきである。

歯科治療における注意点

歯科領域との関連では、とくに摂食嚥下についての支援が重要である。要介護者の日常生活における楽しみの第1位は、介護の度合いにかかわらず「食事」であり、認知症高齢者の生活の質を向上するうえで、口から食べる支援は非常に重要なことである。

認知症高齢者は、摂食嚥下機能が低下していることが多く、誤嚥性肺炎を起こすことも非常に多い。高齢者の口腔内の特徴として、自浄作用の低下により食物残渣が多かったり、プラークが堆積したり、舌苔が付着している場合が多い。また、欠損歯が多くなるために義歯を装着することも多いが、装着されない状態で放置されていたり、義歯不適合が生じていることもある。口腔内の衛生環境や義歯の整備が適切になされていないと、咀嚼に困難が生じ、誤嚥性肺炎に繋がりやすい。認知機能障害が重度になってくると、口腔内の違和感や不快感を適切に表現できないこともあるため、むせこみの増加、食欲低下といった症状がみられるようにもなる。一見、誘因がないようにみえる苛立ちの背景要因として、口腔内を確認することは重要である。

【参考文献】
1) Larson EB, Kukull WA, Burchner D, Reifler BV：Adverse drug reactions associated with global cognitive impairment in elderly persons. Ann Intern Med, 107：169-173, 1987.
2) C.Ikejima, et al.：全国7ヵ所におけるに認知症有病率調査結果（2011）．
3) Larson EB, Kukull WA, Buchner D, Reifler BV：Adverse drug reactions associated with global cognitive impairment in elderly persons. Ann Intern Med, 107(2)：169-173, 1987.

5 認知症

歯科からみた認知症

小倉京子

Key words

認知症、歯科治療、コミュニケーション、意思疎通、傾聴

認知症患者の口腔内

　要介護者の口腔内は清掃不良の場合が多いが、認知症患者の口腔内も同様に多くの問題を抱えている。

　健忘・無気力・無関心・失行・異食行動等の認知症の症状やその周辺症状は、口腔内に悪影響をもたらす。歯や義歯はケアが行き届かず、清掃不良の状態となり、また、う蝕の多発や歯周病の進行、要抜歯歯や欠損部分の放置、義歯の不適合や未使用による咀嚼能力の低下等が認められる。さらに、口腔機能全般が低下すると、問題は口腔内だけにとどまらず、栄養不良や誤嚥性肺炎を引き起こし、全身状態の悪化に繋がるケースもある。

　認知症患者の口腔内環境は、セルフケアのみで良好に保たれることはほぼないと考えて、家族や介護者の日常的なケア、そして歯科治療や専門的なケアを定期的・継続的に行うことが望ましい。

認知症患者の歯科治療とコミュニケーション

1. 歯科治療

　基本的な歯科治療は健常者と変わりないが、認知症が進行することを予測した治療計画が必要である。一概には言えないが、失認・失行等によって義歯が使用できなくなる可能性を考慮すると、少数歯欠損は固定式補綴装置を選択したほうがよい場合がある。また、不適合義歯を使用している患者に、新義歯を作製しても順応しないことがあるため、新製するか修理にとどめるかの判断が難しいこともある。

　さらに、治療方法を自分自身で判断・決定できない認知症患者もいるので、本人だけでなく家族や介護者への説明と同意が必須になる。また、認知症だけでなく複数の合併症を有する患者が多いため、主治医に事前に相談することや治療後の報告も忘れずに行う必要がある。

　日常的なケアを担う家族や介護者に

対する適切な清掃方法の指導は、たいへん重要である。しかし、しばしば「ほかにしなければならないことが多くある。歯磨きばかりに時間をかけていられない」、「拒否されることが多いので1日1回できればよいほうだ」、「歯磨きくらい自分でできるようになってほしい」、「入れ歯は壊れそうで怖いから触りたくない」などという話を聞くことがある。

正直な気持ちだと思うので全否定することなく、清掃不良が招く局所・全身への影響を説明し、口腔清掃の重要性を再認識していただく。そして、短時間でできる方法や道具の提案をし、高頻度で汚れの残りやすい部分を指摘して効率的にケアできるよう指導し、歯科の定期検診を勧める。内科や整形外科等の他科を定期的に受診しているのであれば、歯科にも同様の受診を提案し、切れ目のない継続的なケアをサポートする。

2．治療当日の流れ

初めに本人に歯や口の中の具合を尋ねる。次に家族や介護者から当日の体調や気分を聴取し、また、普段の様子も把握する。当日の治療内容をわかりやすい言葉を選んで説明し、安定する体位に整える。治療中は、術者が患者のそばを離れることで不安を与えないように注意を払う。嚥下機能の低下がある認知症患者には、とくに注水下での治療や印象採得を行う際に水平位ではなく、座位を選択するほうがよいであろう。

また、疲れから誤嚥を引き起こすこともあるので、治療はできるかぎり短時間で終了するよう心がける。治療を複数回に分割して行うこともよい。治療中、急に不穏な態度や拒否が強くなった場合は、緊急性がない治療であれば無理に続行せず、臨機応変に中断や中止することも必要である。

3．コミュニケーション

認知症が中等度以上になると意思疎通が困難になる場合がある。つじつまの合わない話を一方的にされることもあれば、何を聞いてもまったく答えてくれない認知症患者もいる。しかし、患者の言うことを無視したり否定したり、無言で治療を行ったりはせず、患者の話を受け入れ、相槌や優しい笑顔での対応に努める。以下に、認知症患者の代表的な行動とその対応法を示す。

1）拒否

拒否の理由を尋ね、患者の思いを傾聴することが大切である。雑談や休憩時間を挟んで仕切り直すと、受け入れてもらえることもある。

2）手が出る

急に術者の手を払いのけたり、叩いたりされることがある。無理やり手を押さえつけることなく、握手をすると安心することが多い。

3）眠ってしまう

　声かけや体をさすったりして、眠らないようにする。治療中の急な閉口によるけがや、誤嚥の危険性があるので注意が必要である。

4）しゃべり続ける

　ある程度患者の話を聞くことも大切であるが、聞くばかりでは治療が進まないので「先に歯磨きをしましょう」、「治療の後でお話を聞きますね」などと声をかけて、話を一時中断して治療を進めるようにする。

●

　認知症患者にとって口腔清掃や歯科治療の時間が苦痛とならず、安心した気持ちのよい時間となるようにするため、本項で述べた留意点を参考にしていただければ幸いである。

【参考文献】
1）枝広あや子，他：認知症患者の歯科的対応および歯科治療のあり方—学会の立場表明2015—．老年歯学，30(1)：3-11，2015．
2）藤本篤士，他：5疾病の口腔ケア チーム医療による全身疾患対応型口腔ケアのすすめ．医歯薬出版，東京，2013：182-189．
3）平野浩彦，他：認知症高齢者への食支援と口腔ケア．ワールドプランニング，東京，2014：69-87．

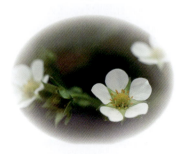

6 対人関係に注意すべき疾患

1 パーソナリティ障害

橋本 樹

Key words

パーソナリティ、パーソナリティ障害、情緒不安定性パーソナリティ障害、演技性パーソナリティ障害

疾患の概要

人間の知的な特性を知能、情意面の特性を性格と呼ぶ。意味合いには微妙な違いがあるものの、ICD-10やDSM-5など国際診断基準の広がりに合わせ、わが国の精神科領域でも「性格＝パーソナリティ」という語を充てることが多い。パーソナリティは、古代ローマの時代よりさまざまな類型論が唱えられてきた。

パーソナリティは生来の気質にしつけ、教育、対人関係といった環境要因が作用して形成されていく。パーソナリティはすべての者に備わっている特性であるから、本項以外に述べられているさまざまな精神疾患を抱える者について、パーソナリティの面から検討を加えることも重要である。

臨床症状・診断・治療

パーソナリティに偏りがあることで本人または社会が困るような場合、パーソナリティ障害の診断がつく。ICD-10では全体の特徴は表1のように示され、表2に示すようなタイプがある。

パーソナリティ障害は、生活歴の詳細な聴取や長期的な観察により、初めて診断され得るものである。本人の陳述、周囲の者の評価、各種心理検査は重要な所見であるが、本人および評価者のバイアスがかかりやすいものなので注意を要する。

たとえば、気分障害の治療途中にある者などは、ある時点のみを観察すると、いかにもパーソナリティに偏りがあるかのように思われやすい。薬物療法が必須であるようなケースをパーソナリティ障害と誤診することは、避けなければならない。

パーソナリティ障害の治療は年余にわたることが多い。初めからパーソナリティの偏りそのものに焦点をあてることは治療的にならないことが多く、本人が現在抱えている問題点や不全

表❶ ICD-10によるパーソナリティ障害の診断基準

1．	極めて調和を欠いた態度と行動を示し、通常いくつかの機能領域、たとえば感情、興奮、衝動統制、知覚と思考の様式、および他人との関係の仕方などにわたる
2．	異常行動パターンは持続し長く存続するもので、精神疾患のエピソード中だけにかぎって起こるものではない
3．	異常行動パターンは広汎にわたり、個人的および社会的状況の広い範囲で適応不全があきらかである
4．	上記の症状発現は、常に小児期あるいは青年期に始まり、成人期に入っても持続する
5．	この障害は個人的に相当な苦痛を引き起こすが、それがあきらかになるのはかなり経過した後からのこともある
6．	この障害は通常、しかしいつもではないが、職業的および社会的遂行能力の重大な障害を伴っている

表❷ ICD-10によるパーソナリティ障害の分類

F60-F69：成人のパーソナリティおよび行動の障害
F60：特定のパーソナリティ障害
F60.0：妄想性パーソナリティ障害 F60.1：統合失調質パーソナリティ障害 F60.2：非社会性パーソナリティ障害 F60.3：情緒不安定性パーソナリティ障害 　　.30：衝動型 　　.31：境界型 F60.4：演技性パーソナリティ障害 F60.5：強迫性パーソナリティ障害 F60.6：不安性（回避性）パーソナリティ障害 F60.7：依存性パーソナリティ障害
F61：混合性およびその他のパーソナリティ障害 F62：持続的パーソナリティ変化、脳損傷および脳疾患によらないもの
F62.0：破局的体験後の持続的パーソナリティ変化 F62.1：精神科的疾病後の持続的パーソナリティ変化

感、抑うつ感について解決策を話し合っていくことが嚆矢となる。補助的に薬物療法を行うこともある。

歯科治療における注意点

精神医療のなかで事例化しやすく、かつ歯科治療のなかでも問題となりやすいのは、情緒不安定性パーソナリティ障害や演技性パーソナリティ障害（ICD-10）であろう。

情緒不安定性パーソナリティ障害は、衝動型と境界型に分けられ、感情が不安定で暴発しやすく、統制できないという特徴がある。加えて、境界型ではアイデンティティが定まらず、見捨てられることへの過度な恐怖や依存

傾向がみられ、相手を理想化したかと思えば、要求どおりにならないとこき下ろす。リストカットに代表されるような自己破壊的行為に至ることもあり、結果として対人関係が不安定なものになりやすい。

演技性パーソナリティ障害は、誇張された感情表出、周囲から影響を受けやすいこと、浅薄で不安定な情緒、自分が注目の的になるような行動を追い求めること、誘惑的な外見や行動、身体的魅力への過度な関心などで特徴づけられる。いずれの群でも自分の欲求を達成するために、他人をたえず操作する振る舞いがみられる。

歯科治療の場においては、治療者への過剰な期待や不適切な怒り、以前の治療者に対する理想化やこき下ろし、自殺の脅しなどで事例化しやすい。とくに、愁訴に見合う所見が見当たらない場合には注意が必要である。初めは、「先生のような方を探していたんです」などと持ち上げ（理想化）、対処が必要な明確な所見がないので外科的処置ができないとなると、「先生は何もしてくれない、わかってくれない」などと怒り、こき下ろす。

対応において最も重要なのは常に中立的な立場で冷静に接し、他覚所見についてよく説明することである。他覚所見がみられない、あるいは愁訴と他覚所見が合致しない場合には、事実を丁寧に説明し、歯科治療をしないという選択肢、治療しないことの利点を告げることが求められる。歯科治療を行ったことで「『よくなる』と言われたのにかえって悪くなった」など、問題が複雑化するケースは多い。また当然のことではあるが、愁訴と他覚的所見、説明内容を診療録に記載しておくことは必須である。

歯科のみでは対応が困難なケースは精神科への紹介も選択肢ではあるが、疾患の特性上、医療化することの弊害も考慮したい。とくに、一般の診療所では「提供できる歯科治療の限界」を明確に設定しておくことも重要になる。

【参考文献】
1) 宮岡 等，宮地英雄：歯科医は精神科医とどのように連携するか―精神科医が歯科医に求めるもの―．日顎誌，26：191-195，2014．
2) 伊藤幹子，他：当科で経験したパーソナリティ障害患者の臨床的検討―境界性および自己愛性パーソナリティ障害の治療対策―．日歯心身，21(1)：13-22，2006．

6 対人関係に注意すべき疾患

2 発達障害圏

神谷俊介

Key words
自閉症スペクトラム障害（ASD）、注意欠陥多動性障害（AD/HD）、コミュニケーションの障害、感覚過敏

疾患概念 ―「発達障害」という用語の混乱

近年、発達障害という用語を耳にする機会が増えているが、発達障害は正式な疾患名ではない。しかもさまざまな立場や領域で、指している範囲や疾患概念が変わってしまう。本書で基準としている国際疾病分類（ICD）（第Ⅰ章1-1「精神医学と身体症状との関連」参照）では、F8として「心理的発達の障害」というカテゴリーがあり（表1）、「発達障害」は、そのカテゴリー名を指すことにはなろう。

そのカテゴリーのなかを見てみると、発達の障害が限局的であるもの、すなわち「特異的」なものと「広汎性」のものに分けられ、「特異的」なものには言語障害や学習障害があり、「広汎性」なものに（小児）自閉性がある。F84の広汎性発達障害をまとめて、自閉症スペクトラム障害と呼ぶようになっている。またわが国の行政や法律の分野においては、この自閉症スペクトラム障害（Autism Spectrum Disorder：ASD）や学習障害に加え、注意欠陥多動性障害（Attention Deficit /Hyperkinetic Disorder：AD/HD）、精神遅滞（第Ⅰ章6-3「知的障害」参照）等をまとめた疾患群の総称として「発達障害」という用語が扱われている。

さらに最近では、「大人の発達障害」という言葉も使われるようになってきている。「発達障害は、大人になってからも発症するのか」といった混乱を招いているようであるが、これは、生来からもっていた問題が、大人になってから社会生活のなかで表出に至った人を指すのであり、詳細に経過を聞いていくと、幼少期からその特有の性質（以後、「特性」）をもっていることがわかる。「大人の発達障害」という言葉は、「小児期には特徴を拾ってあげられなかった」という、むしろ恥ずべき言い回しと考えられなくもない。

第Ⅰ章 精神疾患と歯科治療

表❶　F8：心理的発達の障害

F80：会話および言語の特異的発達障害
F80.0：特異的会話構音障害
F80.1：表出性言語障害
F80.2：受容性言語障害
F80.3：てんかんに伴う獲得性［後天性］失語［症］（ランドゥークレフナー症候群）
F80.8：他の会話および言語の発達障害
F80.9：会話および言語の発達障害、特定不能のもの
F81：学力［学習能力］の特異的発達障害
F81.0：特異的読字障害
F81.1：特異的綴字［書字］障害
F81.2：特異的算数能力障害［算数能力の特異的障害］
F81.3：学力［学習能力］の混合性障害
F81.8：他の学力［学習能力］の特異的発達障害
F81.9：学力［学習能力］の特異的発達障害、特定不能のもの
F82：運動機能の特異的発達障害
F83：混合性特異的発達障害
F84：広汎性発達障害
F84.0：小児自閉症［自閉症］
F84.1：非定型自閉症
F84.2：レット症候群
F84.3：他の小児崩壊性障害
F84.4：精神遅滞および常同運動に関連した過動性障害
F84.5：アスペルガー症候群
F84.8：他の広汎性発達障害
F84.9：広汎性発達障害、特定不能のもの
F88：他の心理的発達の障害
F89：特定不能の心理的発達の障害

　本項では、発達障害のなかの自閉症スペクトラム障害、注意欠陥多動性障害について典型的な特徴を示し、そのうえで歯科臨床領域において起こり得る問題、その対応について述べる。

臨床症状・診断

1. 自閉症スペクトラム障害（Autism Spectrum Disorder：ASD）

自閉症や、言葉の遅れが少ないアスペルガー症候群を含む自閉症の特性をもつ関連疾患を包括する概念である。以前の疾患分類で用いられていた広汎性発達障害とほぼ同義である。診断のポイントは、生来より「コミュニケーション・社会性の困難さ」と「限局した反復的な興味・関心・活動」の特性を有していることである。それらの特徴の程度が強いケースから弱いケースまでさまざまあるため、「スペクトラム」という概念を取り入れて理解されようとしている。

コミュニケーションは、ASDの中核のいわゆる（小児）自閉症では、粗雑で具体的なものに限られるが、アスペルガー症候群では、言葉の遅れの程度は小さいとされる。しかし、まったく問題がないわけではなく、やはり苦手さとして存在し、相手の理解度によっては辛い経験をすることもある。コミュニケーションの苦手さは、具体的には、語彙の稚拙さ、一方的に話してしまう、場面や状況に合わせた発言ができないこと、などがある。相手の気持ちが理解できないため、不適切な発言が多く、相手を怒らせたり、クラスメートにいじめを受けたりすることも多い。しかも、親や教師、級友に注意されても自分の何が悪いのかがわからず、逆に反論して、さらに怒りを買ってしまうこともある。表情、身振り手振りなどのボディーランゲージなども理解できない場合が多い。結果として社会的な相互作用の困難さが生じてしまう。自然な気持ちのやりとりが成立しにくく、周囲への配慮に欠けてしまう。協調性がなく集団行動ができない。常識的な行動やマナーが身につかず、孤立してしまう。

もう1つの「限局した反復的な興味・関心、活動」は、一般的ではない独特な興味や関心、行動を有していることを指す。幼少期では、くるくる回っていたり、飛び跳ねていたり、奇妙に手をヒラヒラと動かし続けていたりなどの常同行動や、電車名、数字、ロゴなどに強い興味・関心を示す、などがある。また、道順や段取りに異常にこだわったり、新しいことを嫌がるなどの行動面の問題が生じる。

感覚の過敏さ、鈍感さをもっている人も多い。些細な痛みや音をすごく嫌がる。舌や口腔内が感覚過敏のため、味や舌触りなどに敏感で偏食となることも多い。

2. 注意欠陥多動性障害（Attention Deficit/Hyperkinetic Disorder：AD/HD）

AD/HDは、①不注意（集中しない、

忘れ物ばかりする）、②多動（落ち着きがない、立ち歩き）、③衝動性（順番を待てない、割り込む）の3つの特性をもつ。幼少期では誰もがこれらの特徴を有しているため、診断には、これらの症状が同世代のなかで突出しており、生活の困難さや周囲とのトラブルが生じていなければ難しい。表面的な多動、衝動性は、成長に伴い改善することが多い。しかし、内的な落ち着きのなさや、ちょっとした衝動的な発言、短絡的で不注意な言動は、大人になってからも程度が軽くなりながらも残存する。さらに、仕事でケアレスミスが多い、書類を整理できない、ものをなくしてしまうなどのミスが目立ち、仕事の継続が難しくなることがある。

治療・対応

大事なことは、その特性を本人だけでなく、周囲も理解し、生活、仕事上の問題に対してさまざまな工夫や配慮を得て、困らないようにすることである。治療というよりは支援が重要と考えてよい。

AD/HDには治療薬がある。薬物を使用している間は3つの特性の改善が期待できる。ASDにはまだ薬物療法は確立していない。二次的に生じるパニックや興奮状態への対症療法として抗精神病薬が使用されることはしばしば行われている。

歯科治療における注意点

ASD、AD/HDいずれにおいても、精神面に関して主治医がいる場合は相談したほうがよい。

1. 自閉症スペクトラム障害

歯科治療場面で最も問題になるのは、コミュニケーションの障害、こだわり、感覚過敏といった特性と予想される。説明を理解できなかったり、その場の状況が読めず、不安が強まり、興奮し、処置の拒否が起こり得る。抜歯やう蝕の治療での痛みや機械の音、臭いを伴う治療が、感覚過敏により、通常では理解できない程の強さ、不快さに感じられてしまうこともある。

対応としては、治療への理解を促す工夫をすることが必須となる。具体的には、平易な言葉で、写真、図など視覚的情報を用い、治療の方法、順番、流れなどを可視化して説明する、処置に要する時間を明確に伝え、守る、などであろうか。

もう1つの工夫は、なるべく治療環境や処置に慣れるよう、不安の軽減を図ることである。時間はかかるが、治療を数日に分けて段階的に導入する。また、本人の好きな本（電車の図鑑など）、ぬいぐるみなどを利用してリラックスできる環境を作ったり、処置を我慢したときにご褒美にシールなどを与えるといったことも効果的である。

どうしても治療、処置に耐えられない場合は、処置前に抗不安薬、睡眠薬を使用することもあるが、効果は確実とはいえず、それも無効であれば麻酔科医と連携して、全身麻酔を検討することが必要になることもある。

2．注意欠陥多動性障害

ASDに比して、コミュニケーション障害や感覚過敏は少ないが、不注意、多動性、衝動性などが前景となりやすい。ASDに行うようなわかりやすい説明は不可欠であるが、歯科治療に支障のある個々の症状について、対応を考える必要がある。

●

冒頭でも示したとおり、「発達障害」という用語は各所で氾濫しており、とくにこの疾患の患者は、社会福祉的な対応を要することが多く、さまざまな領域の関係者と話す機会が多い。このときには、この用語が何を指しているのか確認しながら議論・検討をしないと、対応などに混乱が生じてしまう。医療者でさえ診断名として「発達障害」を使用してしまっているのが現状である。これは「対人関係がうまくいかない」、「落ち着きがない」など、表出している問題が非特異的であり、正確な診断が難しいことが背景にあると思われる。しかし、われわれ医療者は、細かく特性を把握し、適切な支援に繋げていく必要がある。このような用語を使用する際には、概念を理解したうえで使用されることがスムーズな連携に繋がるのではないだろうか。

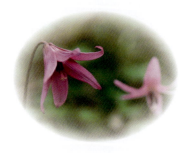

6 対人関係に注意すべき疾患

3 知的障害

宮地英雄

 Key words

知的障害、IQ（知能指数）、治療同意

疾患の概要

「知的障害」は「精神遅滞」ともいう。ICD-10では、「精神の発達停止、あるいは発達不全の状態。発達期にあきらかになる全体的な知能水準に寄与する能力の障害によって特徴づけられる。精神の知的水準の遅れのために通常の社会環境での日常的な要求に適応する能力に乏しくなる。知的水準の評価は臨床所見や心理測定テスト所見を含め、入手できる情報のすべてに基づいて行う。（抄）」となっている。

英語では、Mental retardationである。稀に「精神発達遅滞」といった言葉を聞くが、そのような用語はない。知的水準は、各個によってさまざまな能力の偏りがある。それを総合的に評価して数値化されたものを、知能指数：IQ（= Intelligence Quotient）といい、「知的障害」ではその数値によって重症度が決まる。知的水準の評価にかかる心理測定テストでは、地域の文化的基準が組み込まれるべきとされている。

原因は不明のものが多く、原因がわかっているもののなかで多いのは、遺伝性疾患である。「知的障害」では、さまざまな精神障害が生じ得る。抑うつや不安、強迫症状、幻覚妄想状態などもみられ、他の精神疾患が「合併」したと考えたほうがよいケースもある。また、本人の能力や周囲環境の不理解から適応が悪くなり、アルコールの問題、虐待、暴力などの社会問題に至ることもしばしばある。

アルコール依存症のように、慢性的に脳に負荷がかかっているケース、また若年で発症した統合失調症などでは、もともとの知的レベルがわからず、アルコールや精神疾患によって能力が落ちたのか、アルコールや疾患の問題が加わって、（さらに）レベルが落ちてしまったのかの判別がつかないこともある。

臨床症状・診断・治療

診断は、知的水準の障害があることである。その大きな指標となるのは、

前述したIQであり、このIQによって重症度が決まる。ただし、とくに軽度の遅れでは、各個に能力の偏り、たとえば「読み」はできるが「計算」がまったくできないとか、その逆であるとかがあっても、総合的にみると同じような数字になるので、この数字はあくまでも目安である。

治療については、能力低下を来している原因が治療可能なものであれば、その後、能力が回復することもあるが、成人となっているケースでは、この能力低下を大きく上げていくことはほぼできないと考えてよい。原因を先天的なものだけと決めつけず、他の要素がないかを検討することは必要である。たとえば、意識状態を低下させる薬剤を漫然と使用しているケースでは、能力が見かけ上落ちている可能性があり、薬剤の減量によって能力が少し上がることもあり得る。

歯科治療における注意点

中等度以上の障害では、本人が単独で医療機関を受診することはほぼないと考えられる。もし受診したとしても、指示の理解が不十分であることは、コミュニケーションを取ろうとすればわかるはずである。家族など関係者と来院した場合には、どのようなことが本人の負担になり得るのか、具体的に治療の流れや方法を詳しく説明しながら聞き出し、対策を立てることが必要である。

軽度の障害では、本人が単独で来院して治療を受けようとするケースがあり得る。前述したように、能力に偏りがあったり、庇護的な環境で経過したケースでは、問題が表面化されないまま社会生活を送っている場合がある。本人が申請しないと医療者も見逃しかねない。このような場合に問題になるのは、インフォームド・コンセントが成り立つのか（第3章3「医療を進めるインフォームド・コンセント」参照）、治療の選択や同意ができるのかといったことである。

対策としては、やはり治療を始める前に見逃さないことに尽きる。主訴や経過を聴取する際に、問診票を使用している医療機関は多いと思うが、それに「記載」してもらうことと、これを基に問診、つまり「会話」をしていき、それぞれをつき合わせて判断する。「書く」ことと「話す」ことのどちらかが不得意であるなら、整合性がとれなかったりする。単身で来院していて十分な判断ができそうにない場合には、「治療費のことも含めて大きな判断になるので、相談できる人を同席させましょう」と提案し、治療を急がない。また、緊急の処置が必要な場合は、平易な文章で説明された同意書を取るなどの対応が必要となる。

7 依存に関連する疾患

1 アルコール依存症

櫻井秀樹

Key words

依存症、離脱症状、酩酊状態、ビタミン欠乏、口腔内脱水

疾患の概要・診断

「アルコール依存症」という言葉はすでに世間に広く知れ渡っている。名前から想像がつくように、アルコールの依存状態にあることを指す、「毎日2Lのビールを飲むから依存症」なのではない。摂取量だけではなく、随伴する問題行動を伴って初めて依存症と診断される。

ICD-10では、①飲酒したいという強い欲望あるいは強迫感、②飲酒の開始、終了、あるいは飲酒量に関して行動を統制することが困難、③禁酒あるいは減酒したときの離脱症状、④耐性の証拠、⑤飲酒に代わる楽しみや興味を無視し、飲酒せざるを得ない時間やその効果からの回復に要する時間が延長、⑥あきらかに有害な結果が起きているにもかかわらず飲酒する、の6項目のうち、いくつかを満たすことで診断される。

飲酒量が多く、随伴症状があれば、その影響として家庭生活、仕事、人間関係、健康問題など、社会生活に多大な支障を生じ、周囲との摩擦が生まれる。

問題となる症状と合併症

離脱症状とは、長期間飲酒を続けていた患者が急に中断することで、発汗などの自律神経過活動、振戦、不眠、吐き気や嘔吐、幻視や幻聴、精神運動興奮、不安、けいれん発作などを呈することである。禁断症状と言い換えるとわかりやすい。アルコールを摂取することで離脱症状は抑えられるため、つらさを抑える自己治療として再び飲酒する。こうして、ほぼ1日中飲酒している状態になることもある。

アルコール依存症に起こり得る合併症は多岐にわたる。飲酒直後は酩酊状態があり、長期飲酒による肝機能障害、膵炎、ビタミン欠乏からWernicke-Korsakoff症候群や認知症状態を呈することがある。

治療の原則

アルコール依存症の患者の多くは、

アルコールの問題を指摘されると、「自分で酒量をコントロールしながらやっていきたいです」と、いわゆる「節酒」を望むが、それは難しく、多くの場合「断酒」が必要となる。入院でのプログラム治療や自助グループへの参加などの方法があるが、離脱症状のような意識障害への対応を除き、原則は本人の「治療する意思」が必要となることが多い。

歯科治療における留意点

患者は栄養状態の悪化を呈していることがあり、多量のアルコール摂取は口腔内脱水を起こしやすく、唾液が減る傾向にある。う蝕、歯周炎、口内炎など歯科治療が必要となりやすい。いくつかのアルコール飲料はpH5前後と酸性（比較的安価である焼酎はpH8前後と中性に近い）である。また、アルコールは口腔がんのリスクになる。

口腔内の状態とは別の問題として、酩酊状態で受診する場合も考えられる。態度、顔色、酒臭などでそれとわかるケースが多いが、治療中も安静が保てず、怒りっぽくなり、同じことを何度もイライラした様子で話すとか、どことなくふざけているような印象さえあるかもしれない。

口腔内と患者の状態から、アルコールの大量摂取が疑われる場合は、精神科の専門的な治療に繋げることが望ましい。しかし、「アルコール依存症の疑いがあるので精神科に行ったほうがよい」とストレートに告げることは、むしろ患者を敬遠させてしまう。アルコールのことを初めて指摘する場合は、「お酒と歯の病気が関係あるかもしれないので、健康のために専門医にみてもらったらどうでしょうか」、「お酒の飲み方について、教えてもらう病院に行くのはいかがですか？」など、声のかけ方に工夫が必要である。「患者自身の健康が心配なのである」、「医療機関によく来てくれた」と、患者を迎え入れるような態度が望ましい。

「次に会うまでに断酒すること」が目標なのではなく、患者が継続的に医療機関を受診することを目標にすることがよい。一般的に依存症の治療は気長に行うものである。アルコールの弊害を理解し、断酒であったり、少なくとも酒量を減らすことを目標とする。長い治療のなかで再び飲酒する確率は低くないため、再び歯科治療に訪れた患者が再飲酒していても、咎めるような態度は避けるのがよい。

最後に、セフェム系抗菌薬はアルコールとの併用で血中濃度が上昇することを留意しておきたい。

【参考文献】
1) 伴信太郎, 樋口 進, 吉本 尚, 小松知己, 久我弘典, 長 徹二：ぼくらのアルコール診療. 南山堂, 東京, 2015.

7 依存に関連する疾患

2 摂食障害

新井久稔

Key words
神経性無食欲症、神経性大食症、身体合併症、歯の酸蝕、口腔衛生不良

疾患の概要・診断

1．神経性無食欲症と神経性大食症

　摂食障害は、「ストレス」や「やせ願望」、思春期の自立葛藤などの社会的、心理的要因により、摂食量が低下して中枢性の摂食調節機能に異常を生じ、適切な食行動が障害される状態である[1]。ICD-10では、神経性無食欲症（Anorexia Neruvosa：以下、AN）と神経性大食症（Bulimia Neruvosa：以下、BN）に大別される。

　ANは、若い女性に最も多くみられるが、年長の女性や若い男性にみられることもある。自分の体型について過度に醜い、「太っている」と感じ、「拒食」という行動に至る。醜形恐怖や強迫性障害との関連、また依存性や家族関係の力動的問題などとの関連が指摘されている。一般的に本人の病気であるという意識が低い。行動については、自分が考えている理想の体重（またはそれ以下）を目指し、体重が増えそうな食べ物を摂取しないようにして、体重への影響が少ない食べ物（野菜など）を偏って摂ろうとする。それでも納得しなくなると、自ら嘔吐を誘発したり、下剤を服用したり、運動を過度に行うことで代謝を活発にして体重を減らそうとする。自己誘発性の嘔吐では、手を口の中に入れることもあるため、手の甲に皮膚硬結（吐きダコ）ができている。女性では月経が不定期になったりする。

　BNは、食事のことが頭から離れずに食事のことばかり考え、大量に食べてしまう。しかし、その後に体重が増えたことに反発して自ら食べたものを吐こうとしたり、下剤などで排便を促して体重を減らそうとしたりする。

2．身体合併症

　摂食障害の患者は身体合併症にも注意が必要である。ANでは、低栄養（飢餓状態）、肝機能障害、腎機能障害、感染症（敗血症）、心疾患（不整脈）などがあり、これらの症状が相互に影響し合い、さらに自己誘発性嘔吐や下剤乱用などの行為から起こる合併症も

合わさって[2]重篤化することもある。これに加え、精神症状の悪化による自殺企図に注意を要し、死亡率は5～10%で若年者の疾患や精神疾患のなかでも特別に高いといわれている。しかし、本人の病識が乏しく、なかなか医療機関への受診に繋がらないことや、患者の家族（とくに母親）も病気に対する意識が乏しいこともあり、治療の継続が難しい場合が多い。

歯科治療における留意点

1．摂食障害患者における歯科治療・口腔ケアの必要性

摂食障害患者は、食事摂取や生活上へのこだわりを呈しており、全般に口腔内に負担がかかる自己誘発性の嘔吐では、歯への胃酸の暴露が化学的負荷として大きく、歯の全般的な酸蝕がみられる。

摂食障害患者特有の食生活や行動異常から、リスクに対する予防処置や配慮を伴った対応が必要であるが、詳しい歯科合併症の報告は少ない[3]。

2．歯科医に求められる対応

摂食障害患者は、とくに精神科医療には繋がりにくいが、それに比較すると、身体科へは現れやすく、歯科医にも対応についての知識が求められる。

もともと対人関係で気分が不安定になりやすく、医療者に対しても不安感を呈しやすい。とくに身体や体重に関連した発言には敏感である。大事な基本姿勢としては、受診に至った本人のつらい症状やどういう治療を期待しているかなどを、なるべく自由に話してもらうことである。本人が緊張や不安などで言えない場合は、同伴者から情報を得ることも必要となってくる。それに対して、治療としてできること、また、今後の治療の全体的な行程は、通常の患者に対応するのと同様に行っていく流れでよい。

自己誘発性嘔吐などによる歯の酸蝕などの影響や、食生活、生活習慣の歯への影響に関しては、原病の症状コントロールが重要となってくるため、「この症状（自己誘発嘔吐）をコントロールしないと、歯科治療が進まない」などと指摘しつつ、他の医療機関との連携を行う。精神科・心療内科との連携は、患者・家族の同意を得たうえで、情報提供書などで情報を共有し、食事指導に関しては、栄養士などに指導を依頼するなど、まずは可能な範囲から口腔内の衛生に関する予防や悪化しない対策が図れるとよい。

【参考文献】
1）切池信夫：摂食障害の変遷. 精神科治療学, 27（10）：1259-1263, 2012.
2）鈴木（掘田）眞理：摂食障害の身体的治療. 医学の歩み, 241（9）：2012.
3）大津光寛, 羽村 章, 石川結子, 他：自己誘発性嘔吐を伴う摂食障害患者の歯科の問題. Jpn J psychosom Med, 51：329-335, 2011.

8 薬物に関連した問題

1 精神科治療薬に関連した問題
─薬剤の副作用─

廣岡孝陽

Key words
精神科治療薬、副作用、抗菌薬、抗真菌薬、解熱鎮痛消炎薬、薬物相互作用

　中枢神経に作用し、精神機能や行動に影響を与える薬物は「向精神薬」と呼ばれる。これには乱用薬も含まれるため、ここでは精神科治療で使用される薬物を限定的に「精神科治療薬」という表現を用いることにする[1]）。

　精神科治療薬の種類、効果・効能、副作用は多岐に及ぶため、代表的な治療薬に焦点をあて、その臨床的な要点と、とくに副作用について平易に解説する。

精神科治療薬の分類と適応症（表1）

　精神科治療薬には、抗精神病薬、抗うつ薬、気分安定薬、抗不安薬、睡眠薬、抗てんかん薬、認知症治療薬、抗パーキンソン病薬、嫌酒薬など、さまざまな種類がある。種類が多いだけでなく、適応症（効能・効果）も多様である。たとえば精神科領域において、抗うつ薬は主としてうつ病（大うつ病性障害）に使用されるが、強迫性障害やパニック障害に適応があるものもある。一部の抗てんかん薬（バルプロ酸ナトリウム、カルバマゼピンなど）は双極性障害に適応があり、気分安定薬として使用されることがある。歯科領域においては、抜歯などの手術前や術後に続く恐怖感や不安感、疼痛などに対して、抗不安薬や抗うつ薬、抗てんかん薬が使用されていることがある。

　一方、実際の臨床では本来の適応症・適応疾患とされている範囲を超えて精神科治療薬が使用されている場合がある（適応外使用）。適応外使用は、患者およびその家族と医療者の間で治療方法についてインフォームド・コンセントがなされ、同意が得られている必要があるため、安易に行われるべきではない。疼痛治療のためにやむを得ず抗精神病薬の処方が必要な場合などには、この点を十分に留意しておく必要がある。

精神科治療薬の効果と安全性

　精神科治療薬は、急性期における症状を一時的に軽減させることはできる

表❶ 精神科治療薬の分類・適応症・副作用など

分類		一般名	商品名	主な適応症	併用禁忌疾患	主な副作用
抗精神病薬	第1世代 フェノチアジン系 ブチロフェノン系 ベンザミド系	クロルプロマジン、レボメプロマジン など ハロペリドール、ブロムペリドール など スルピリド、チアプリド など	コントミン®、レボトミン® など セレネース®、インプロメン® ドグマチール®、グラマリール® など	統合失調症 （一部は双極性障害に適応がある）	重度の心不全、パーキンソン病	パーキンソニズム、アカシジア、ジストニア、遅発性ジスキネジア 耐糖能異常、高プロラクチン血症 体重増加、鎮静・眠気、起立性低血圧 など
	第2世代	リスペリドン オランザピン クエチアピン アリピプラゾール ブロナンセリン など	リスパダール® ジプレキサ® セロクエル® エビリファイ® ロナセン® など		糖尿病	
気分安定薬		炭酸リチウム バルプロ酸ナトリウム カルバマゼピン など	リーマス® デパケン® テグレトール® など	双極性障害 （抗てんかん薬の項目に）	てんかん等の脳波異常、腎障害、脱水状態 など （抗てんかん薬の項目に）	口渇、多飲多尿、鎮静 など
抗うつ薬	三環系	イミプラミン アナフラニール アミトリプチリン アモキサピン など	トフラニール® アナフラニール® トリプタノール® アモキサン® など	うつ病 うつ状態 （一部は強迫性障害、パニック障害、社交不安障害に適応がある）	緑内障、心筋梗塞回復初期（一部は尿閉、QT延長症候群も）	心電図異常、口渇、便秘、起立性低血圧 など
	四環系	マプロチリン ミアンセリン セチプチリン	ルジオミール® テトラミド® テシプール®		てんかん、緑内障、尿閉、心筋梗塞回復初期	口渇、便秘、傾眠、めまい、発疹 など 耐糖能異常 など
	SSRI*	フルボキサミン パロキセチン セルトラリン エスシタロプラム	デプロメール® パキシル® ジェイゾロフト® レクサプロ®		QT延長症候群	悪心・嘔吐、頭痛、不眠、性機能障害、離脱症状 など
	SNRI*	ミルナシプラン デュロキセチン ベンラファキシン	トレドミン® サインバルタ® イフェクサー®		尿閉 高度な肝障害・腎障害	排尿障害、口渇、悪心 など
	ミルタザピン*	ミルタザピン	リフレックス® レメロン®			傾眠、口渇、便秘 など
睡眠薬・抗不安薬	超短時間型	トリアゾラム ゾピクロン ゾルピデム など	ハルシオン® アモバン® マイスリー® など	睡眠薬： 不眠症、麻酔前投薬 抗不安薬： 神経症、心身症 など	急性狭隅角緑内障、重症筋無力症	もうろう状態
	短時間型	ブロチゾラム リルマザホン クロチアゼパム エチゾラム など	レンドルミン® リスミー® リーゼ® デパス® など			眠気、めまい、体浮遊感
	中間型	ニトラゼパム フルニトラゼパム アルプラゾラム ロラゼパム ブロムゼパム など	ベンザリン® サイレース® コンスタン® ワイパックス® レキソタン® など			健忘、奇異反応、離脱症状 など
	長時間型	ジアゼパム クアゼパム など	セルシン® ドラール® など			
抗てんかん薬		カルバマゼピン バルプロ酸ナトリウム フェノバルビタール フェニトイン など	テグレトール® デパケン® フェノバール® アレビアチン® など		重篤な血液障害、高度の徐脈 など	皮疹、眠気、運動失調 など 眠気、消化器症状、肝機能障害 など
認知症治療薬		ドネペジル ガランタミン リバスチグミン メマンチン	アリセプト® レミニール® リバスタッチ® メマリー®			悪心、食欲不振、徐脈性不整脈 など めまい、頭痛、痙攣 など

（*：開発会社は NaSSA（noradrenergic and speci-fic serotonergic antidepressants）と命名しているが、本項では一般名で記載した。SSRI と SNRI はすでに汎用されているため、そのように記載した）

表❷ 精神科治療薬を使用するうえでの原則

1）単剤処方が原則
2）少量から開始して、症状に応じて漸増あるいは漸減する
3）投与期間をあらかじめ予測しておく（漠然と使用しない）
4）標的症状を明確にする
5）精神科治療薬以外の治療方法（精神療法や環境・社会療法）も検討する
6）添付文書の記載内容を十分に把握しておく
7）適応外使用がやむを得ず必要となる場合は、患者・家族と十分なインフォームド・コンセントを行う
8）処方開始時は効果より副作用に注意する。遅発性に生じる副作用や急な断薬で副作用を生じる薬剤を知っておく

が、長期的に改善率が上がるとは限らない。多くの精神科治療薬の治験データでは、有効率は60〜70％程度である[2]。さらに抗不安薬、睡眠薬、抗うつ薬は、プラセボ効果が現れやすい薬物であることも理解しておきたい。

また、抗認知症薬を除く精神科治療薬の多くが高齢者を対象に十分に検討されているとは言いにくい。たとえば、60歳以上の不眠高齢者に対するベンゾジアゼピン系（以下、BZ系）睡眠薬の有用性に関するメタ解析によれば、十分なリスク・ベネフィット比が担保されないことが指摘されている。

精神科臨床において、精神科治療薬は重要な位置づけにあるが、一方でその限界を謙虚に認識しておく必要がある。表2に精神科治療薬を使用する際の原則事項を示した。

精神科治療薬の副作用

最近では、従来の精神科治療薬に比べて副作用が少ないことをうたった薬剤が増えたためか、精神科以外の医師が精神科治療薬を使用する頻度が高くなっている[3]。他科からの依頼前にすでに精神科治療薬が処方された例に遭遇することが増えた印象を受ける。一方、処方前に患者や家族に対する効果・副作用の説明が不足していることや、副作用が看過されていたり、生じた副作用に適切な対応がなされていない症例に遭遇することもあるため、十分に注意したい。

一般的に、睡眠薬・抗不安薬（タンドスピロンを除く）以外のほとんどの精神科治療薬の効果は遅れて発現し、副作用は早くに生じることが多い。服用開始当日から数週間で生じる副作用（急性）が多いが、服用開始数ヵ月後から中長期的に生じる副作用（遅発性）もあるため注意を要する。反対に、急に中断することで副作用（離脱）を生じる薬剤についても知っておく必要が

ある。

表1に主な副作用と併用禁忌疾患を示したが、以下に若干の解説を行ったので、併せてご覧いただきたい。

1．抗精神病薬
1）抗精神病薬の副作用

抗精神病薬が作用する受容体ごとに、生じることが多い副作用を解説する。

①ドーパミン受容体を遮断することで生じる副作用：錐体外路症状と総称されることが多い。パーキソニズム、アカシジア、ジストニア、ジスキネジアなどが代表である。

前述のとおり、急性に生じるものだけでなく、遅発性に生じる錐体外路症状もあるため、注意が必要である。他にも、高プロラクチン血症を来たし、無月経や乳汁分泌を引き起こすことがある。

②アセチルコリン受容体（ムスカリン性；M1）を遮断することで生じる副作用：自律神経症状として、口渇、便秘、排尿障害、かすみ目など、中枢神経症状としては認知機能障害が生じることがある。

③アドレナリン受容体（α1）を遮断することで生じる副作用：眠気、起立性低血圧、心電図変化などがある。

④ヒスタミン受容体（H1）を遮断することで生じる副作用：眠気、肥満、体重増加などがある。

2）抗精神病薬の副作用で注意すべき臨床的要点

①遅発性ジスキネジア

服用開始後数ヵ月から数年後に発現し、顔面、口、舌、顎などに症状が生じやすいだけでなく、一度出現すると消退することが困難な例が多いため、注意が必要である。

②耐糖能異常

とくに第2世代の抗精神病薬には、高血糖、体重増加などの代謝系への副作用が指摘されている。オランザピン、クエチアピンは糖尿病患者への処方は禁忌である。

また、オランザピン、クエチアピン、アリピプラゾールは、糖尿病性ケトアシドーシスや昏睡等の重大な副作用が発現する可能性があることを、患者だけでなくその家族にもあらかじめ説明しなくてはならないことが添付文書に記載されている。定期的な血液検査を行う必要がある。

2．気分安定薬

気分安定薬の代表である炭酸リチウムについて解説する（カルバマゼピンとバルプロ酸ナトリウムについては抗てんかん薬の項を参照）。

1）炭酸リチウムの副作用

振戦、口渇や多尿、下痢・悪心などの消化器症状が副作用の頻度として高い。症状が重篤な場合にはリチウム中毒に留意する必要がある。

2）炭酸リチウムの副作用で注意すべき臨床的要点

①リチウム中毒

炭酸リチウムは有効血中濃度と中毒量の差が小さいため、中毒症状を引き起こしやすい。重度の場合は、腎不全、不整脈、痙攣などにより致死的となることがある[1]。後述するが、解熱鎮痛消炎薬と併用すると炭酸リチウムの血中濃度が上昇し、中毒症状が生じやすい。

3．抗うつ薬

1）抗うつ薬の副作用

抗うつ薬の種類によって副作用のスペクトラムが異なるため、種類ごとに解説する。

①三環系抗うつ薬：M1、H1、$α1$受容体阻害による副作用である口渇、眠気、めまい、便秘が生じやすい（抗精神病薬の項目を参照）。さらに、心筋の速いナトリウムチャネル阻害作用をもつため、QTの延長や致死的な不整脈など、心電図変化を引き起こす危険性がある。アモキサピンはドーパミン受容体を阻害する作用を有するため、錐体外路症状にも注意を要する。

②四環系抗うつ薬：表1を参照。

③SSRI：悪心・嘔吐など消化器症状、めまい、頭痛が副作用の頻度として高い。他にも注意すべき副作用として、自殺傾向を高める、性機能障害、離脱症状（中止後症状）、不安の増強、不眠などが挙げられる。

④SNRI：基本的にSSRIと同様の副作用と考えられるが、$α1$受容体阻害作用により、高齢男性には尿閉が生じやすい。消化器系の副作用はSSRIに比して同程度かやや軽度である[1]。

⑤ミルタザピン：強いヒスタミン遮断作用を有するため、眠気や傾眠が副作用では頻度が高い。

2）抗うつ薬の副作用で注意すべき臨床的要点

①心電図異常

三環系の抗うつ薬であるイミプラミン、クロミプラミン、SSRIのエスシタロプラムはQT延長症候群の患者には禁忌である。前述のとおり、とくに三環系の抗うつ薬はQTの延長など心電図異常を生じやすい。定期的な心電図の検査を行うなど、観察を十分に行う必要がある。

②出血傾向

抗うつ薬は血小板凝集を低下させる可能性があり、抗うつ薬と非ステロイド系抗炎症薬（NSAIDs）によって消化管出血が増加すると考えられている[4]。詳細は薬物相互作用の項目を参照いただきたい。

4．睡眠薬・抗不安薬

1）睡眠薬・抗不安薬の副作用

一般的に、持ち越し効果による眠気、筋弛緩作用によるふらつきや転倒、健忘などの副作用が多い。

2）睡眠薬・抗不安薬の副作用で注意すべき臨床的要点

①常用量依存

わが国では欧米と比較して、ベンゾジアゼピン（BZ）系睡眠薬・抗不安薬の使用頻度が高く、依存・乱用の観点から問題視されてきた。常用量で処方されていても、離脱症状等のため服用の中止ができない状況に陥ることがあり、常用量依存と呼ばれてきた。日常臨床においても、BZ系薬剤を長期服用してきた患者が呈する不安感や身体症状の背景に、離脱症状が見出されることが少なくない。

②非BZ系薬剤の副作用の軽視

「非BZ系薬剤であればBZ系に比して副作用が少なく安全に使用できる」と安易に処方されていることが少なくない。BZ骨格を有していなくても、BZ系薬剤と作用機序は同様で、副作用等についても同様の問題が指摘されていることを認識しておきたい。

5. 抗てんかん薬

カルバマゼピンとバルプロ酸ナトリウムについて解説する。

1）抗てんかん薬の副作用

①カルバマゼピン：眠気、めまい・ふらつき、運動失調、発疹が頻度として高い副作用である。発疹は重篤な皮膚症状に至る場合があるため、十分な観察が必要である。

②バルプロ酸ナトリウム：眠気、倦怠感、食欲不振などの消化器症状に加え、肝障害による高アンモニア血症を生じることがある。定期的な血液検査を要する。

2）抗てんかん薬の副作用で注意すべき臨床的要点

後述するが、抗てんかん薬には薬物相互作用から併用禁忌・注意となる薬剤が多いため、抗菌薬や解熱鎮痛薬を処方する際には十分な配慮が必要である。

6. 認知症治療薬

現在、コリンエステラーゼ阻害薬であるドネペジル、リバスチグミン、ガランミタン、NMDA受容体拮抗薬としてメマンチンの4種類が承認されている。

1）認知症治療薬の副作用

コリンエステラーゼ阻害薬は、吐き気や下痢、食欲不振などの消化器症状が多いだけでなく、徐脈や不整脈を引き起こすことがある。NMDA受容体拮抗薬は投与初期にめまい・傾眠、頭痛を生じやすい。また、痙攣発作を誘発させることがある。

2）認知症治療薬の副作用で注意すべき臨床的要点

①認知症治療薬の効果

認知症治療薬とはいえども、認知症自体を治す効果や発症を予防する効果はない。他の精神科治療薬と同様に適切とはいえない処方が増加しているこ

とに、警鐘が鳴らされている。認知症治療薬の限界を知ることも必要である。
②精神神経領域に生じた副作用の軽視
　認知症治療薬の副作用で、易怒性や攻撃性が亢進したり、焦燥感が強まることがある。認知症の周辺症状と安易に判断され、抗精神病薬が併用されている例に遭遇することも少なくない。まずは認知症治療薬の中止を考えるべきである。

精神科治療薬の歯科口腔系に関連する副作用

　詳細は他項に譲るが、精神科治療薬の歯科口腔系に関連する副作用では、口腔乾燥（口渇）、味覚異常、歯肉肥厚、口部ジスキネジア、舌ジストニア、そして出血傾向などに注意する必要がある。

精神科治療薬の薬物相互作用

　複数の薬物を併用すると、薬力学的相互作用、薬物動態学的相互作用が生じ、薬効の変化や副作用の増強が起こることがある。ここでは、歯科適応のある主な解熱鎮痛消炎薬、抗菌薬、抗真菌薬と精神科治療薬との薬物相互作用について解説する。

　表3～5には、添付文書をもとに併用禁忌や併用注意の薬剤を示した。一方、添付文書に記載されている薬物相互作用の多くが推測に基づいていることを承知し[5]、やむを得ず併用治療が行われる場合には臨床的な注意を払う必要があることを付記しておく（表中に禁忌や併用注意の記載がなければ、薬物相互作用の問題が必ずしもないというわけではない）。

1. 解熱鎮痛消炎薬（表3）

1）炭酸リチウムとの薬物相互作用

　ほとんどの解熱鎮痛消炎薬が炭酸リチウムと併用注意と記載されている。腎プロスタグランジン合成阻害作用により、リチウムの腎クリアランスが低下することから、血中リチウム濃度が上昇し、リチウム中毒を起こすことがある。前述のとおり、炭酸リチウムは有効血中濃度と中毒量の差が小さいため、中毒症状を引き起こしやすい。患者のお薬手帳を確認し、炭酸リチウム（リーマス®）が処方されている場合には、精神科主治医と相談することが望ましい。

2）SSRIとの薬物相互作用

　アスピリン、バファリン配合錠、ボルタレン、スルガムはSSRIと併用注意となっている。血小板凝集が抑制され、出血傾向が増強すると考えられ、消化管出血が現れることがある。SSRI内服中の患者に対して、観血的処置後に解熱鎮痛消炎薬を処方する際には、十分な経過観察が必要である。

表❸　解熱鎮痛消炎薬と精神科治療薬の薬物相互作用

分類	一般名	商品名	炭酸リチウム	SSRI	塩酸ドネペジル	フェニトイン	プリミドン フェノバルビタール カルバマゼピン	バルプロ酸ナトリウム
アニリン系	アセトアミノフェン	カロナール®	●†			●	●	
サリチル酸系	アスピリン	アスピリン®	●	●	●	●		●
サリチル酸系	アスピリン・ダイアルミネート	バファリン配合錠®	●	●	●	●		●
アントラニン酸系	フルフェナム酸アルミニウム	オパイリン®	●					
アントラニン酸系	メフェナム酸	ポンタール®	●					
アリール酢酸系	インドメタシン	インドメタシン®	●					
アリール酢酸系	アセメタシン	ランツジール®	●					
アリール酢酸系	ジクロフェナクナトリウム	ボルタレン®	●	●				
アリール酢酸系	アンフェナクナトリウム水和物	フェゾナックス®				●		
アリール酢酸系	モフェゾラク	ジソペイン®	●					
アリール酢酸系	エトドラク	ハイペン®	●					
プロピオン酸系	イブプロフェン	ブルフェン®	●					
プロピオン酸系	フルルビプロフェン	フロベン®	●					
プロピオン酸系	オキサプロジン	アルボ®	●					
プロピオン酸系	チアプロフェン酸	スルガム®	●	●				
プロピオン酸系	ナプロキセン	ナイキサン®	●			●		
プロピオン酸系	プラノプロフェン	ニフラン®	●					
プロピオン酸系	ロキソプロフェンナトリウム	ロキソニン®	●					
プロピオン酸系	ザルトプロフェン	ソレトン®	●					
オキシカム系	ロルノキシカム	ロルカム®	●					
配合剤	アセトアミノフェン、無水カフェイン、他	SG顆粒®						

（●：併用注意、●†：他の非ステロイド性消炎鎮痛薬で報告があると記載）

3）塩酸ドネペジルとの薬物相互作用

サリチル酸系（アスピリン、バファリン配合錠）との併用で、消化性潰瘍を起こすことがあるため注意を要する。重度の認知症患者は生じた副作用を適切に訴えることができないことが多いため、十分な配慮を要する。

2. 抗菌薬・抗結核薬・抗真菌薬（表4、5）

1）チトクローム P450 3A4（以下、CYP3A4）の阻害作用の強い薬剤

マクロライド系の抗菌薬、イミダゾールやトリアダゾール系の抗真菌薬はCYP3A4やP糖タンパクの阻害作用を強くもち、CYP3A4で代謝される薬剤の血中濃度を上昇させるため、併用禁忌・注意の薬剤が多い。CYP3A4で代謝される精神科治療薬の代表としては、睡眠薬・抗不安薬ではトリアゾラム（ハルシオン®）や2014年に発売されたスボレキサント（ベルソムラ®）、抗精神病薬ではブロナンセリン（ロナセン®）や最近使用頻度が少ないピモジド（オーラップ®）、抗てんかん薬ではカルバマゼピン（テグレトール®）が挙げられる。表4を参照していただきたい。

2）CYP3A4とP糖タンパクを誘導する作用が強い薬剤

リファンピシンが代表であるが、1）とは逆にCYP3A4の誘導作用により、CYP3A4で代謝される薬剤の血中濃度を低下させるため、併用禁忌・注意の薬剤が多い。

【参考文献】

1）仙波純一：精神科の薬物療法のプリンシプル．中山書店，東京，2012．
2）伊豫雅臣，松下正明，他：精神科プライマリ・ケア専門医のための精神科臨床リュミエール7．中山書店，東京，2008．
3）三島和夫：診療報酬データを用いた向精神薬療法に関する実態調査研究．中川敦夫監修：厚生労働科学研究費補助金厚生労働科学特別研究事業「向精神薬の処方実態に関する国内外の比較研究」平成22年度 総括・分担研究報告書．pp15-31, 2011．
4）Loke YK, Trivedi AN, Singh S：Meta-analysis：gastrointestinal bleeding due to interaction between selective serotonin uptake inhibitors and non steroidal anti-inflammatory drugs. Aliment Pharmacol Ther, 27：31-40, 2007．
5）日本精神神経学会精神科薬物療法研修特別委員会：精神科薬物療法 グッドプラクティス．新興医学出版社，東京，2015．

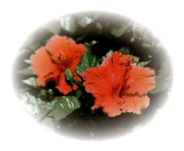

● 表4 抗菌薬と精神科治療薬の薬物相互作用

分類	一般名	商品名	抗不安薬・睡眠薬						抗精神病薬						抗てんかん薬					抗うつ薬			認知症治療薬	
			トリアゾラム	ミダゾラム	ブロチゾラム	スボレキサント	ジアゼパム	アルプラゾラム	ピモジド	オランザピン	クロザピン	クエチアピン	アリピプラゾール	ハロペリドール	カルバマゼピン	バルプロ酸ナトリウム	フェニトイン	フェノバルビタール	ラモトリギン	デュロキセチン	ノルトリプチリン	ミルタザピン	ドネペジル	ガランタミン
ペニシリン系	アモキシシリン	サワシリン®																						
	アンピシリン	ビクシリン®																						
セフェム系	セファレキシン	ケフレックス®																						
	セフカペンピボキシル	フロモックス®																						
マクロライド系	エリスロマイシン	エリスロマイシン®	●	●					禁		●				●	●								
	エリスロマイシンステアリン酸塩	エリスロシン®	●	●					禁		●				●	●								
	クラリスロマイシン	クラリス®	●	●					禁		●	●			●	●								
	アジスロマイシン	ジスロマック®																						
ニューキノロン系	レボフロキサシン	クラビット®																						
	シプロフロキサシン	シバスタン®				●					●						禁			●				
カルバペネム系	メロペネム	メロペン®																						
	ドリペネム	フィニバックス®																						

（禁：併用禁忌，●：併用注意）

第Ⅰ章　精神疾患と歯科治療

表❺　抗結核薬、抗真菌薬と精神科治療薬の薬物相互作用

分類		一般名	商品名	抗不安薬・睡眠薬						抗精神病薬							抗てんかん薬					抗うつ薬				認知症治療薬	
				トリアゾラム	ブロチゾラム	スボレキサント	ゾルピデム	ジアゼパム	アルプラゾラム	ピモジド	ブロナンセリン	オランザピン	クロザピン	クエチアピン	アリピプラゾール	ハロペリドール	カルバマゼピン	バルプロ酸ナトリウム	フェニトイン	フェノバルビタール	ラモトリギン	デュロキセチン	アミトリプチリン	ノルトリプチリン	ミルタザピン	ドネペジル	ガランタミン
抗結核薬		リファンピシン	リファジン®	●	●		●							●	●	●	●	●	●	●	●		●	●	●	●	
		イソニアジド	イスコチン®														●	●	●								
		エサンブトール	エブトール®																								
		ピラジナミド	ピラマイド®																								
抗真菌薬	ポリエン系	アムホテリシン	ファンギゾン																								
	イミダゾール系	ミコナゾール	フロリードゲル経口用®	禁	禁		●	●		禁				●		●	●		●	●							
	トリアゾール系	フルコナゾール	ジフルカン®	禁	禁		●	●		禁				●		●	●		●	●							
		ホスフルコナゾール	プロジフ®	禁	禁		●			禁				●		●	●		●	●							
		ボリコナゾール	ブイフェンド®	禁	禁					禁				●		●	禁		●	●							
		イトラコナゾール	イトリゾール®	禁	禁	禁				禁			●	●		●	●		●	●							
	アリルアミン系	テルビナフィン	ラミシール錠®																								
	キャンディン系	ミカファンギン	ファンガード®																								

（禁：併用禁忌、●：併用注意）

9 その他、精神科医療に関連した問題

1 精神科リエゾン診療

宮地英雄

Key-words

連携、リエゾン医療、患者・医療者関係、歯学部教育

精神科リエゾン医療とは

「リエゾン」という言葉をご存じだろうか。これはフランス語で「連携」を意味する言葉である。患者を身体面と精神面の両面から診る必要が生じたとき（第Ⅰ章1-1「精神医学と身体症状との関連」参照）、理想的なのは"1人の医師が両面を診ていく"という形であるかもしれない。しかし、昨今の医療の細分化や専門領域の発展から、1人の医師が診ていくには難しい面も出てきた。このような現状から、身体科医と精神科医の連携が必要になってきたのであり、そのような経緯から生まれたのが、「精神科リエゾン医療」、「リエゾン精神医学」なのである。医療一般的には「リエゾン医療」とは、身体各科の診療過程に精神科が関与する連携を指す。

身体疾患に精神的な問題が加わると、その経過や治療過程に少なからず影響が出る。そこに関与することで治療をスムーズにさせることが、「リエゾン」を行っていく精神科医の役割となる。そこには「主治療者」と「サポート」という役割分担を考えていくこと、そのため身体疾患や薬剤などに広い知識をもち、診療の流れと患者の心理を的確に読み込むことが要求される。と同時に、それを活用する身体科医にも知識や感覚が求められることになる。

精神科リエゾンの対象と課題

「リエゾン医療」の対象としては、精神的な問題が関与する身体症状や身体疾患をもつ患者ということになるが、連携に際していくつかの問題点がある。連携を提案する側としては、まず「患者が精神的問題を有している、あるいは関与している」と、どの時点で判断し、連携を提案するかという問題がある。

患者の呈している自覚症状が、身体科医が診た他覚所見とどの程度一致するのか。他覚所見が見当たらない場合でも、機能的などの身体的問題であり

得る状態なのか。この判断は主観や経験も入り、曖昧で困難である。そして、その状況をどのように患者に説明するのか。症状と所見の不一致は複雑でわかりにくいため、患者・医療者双方で誤解が生じやすい。このような誤解が生じていたりすると、連携する精神科医もまた、その対応は極めて困難になる。当然、精神科医側でも身体症状にかかわる精神的問題の認識を整理しておくべきと考える。

精神科医が面接する際は、患者の同意が必要となる。この同意を得る説明にも、「精神面の評価をされる」という患者の心理が働いてしまう。一般的に、身体科医のアプローチが患者の心理的状況に（よい意味でも悪い意味でも）大きく影響を与えている場合は少なくない。このような状況に精神科医が関与することの意味は、説明を行う前に考えられるべきである。せっかくうまくいっている患者・医療者関係が崩れてしまう可能性もある。患者が呈しているあるいは訴えている症状、治療を必要としている症状が、どの程度精神的な問題があり、精神科医の関与が必要なのか、十分に検討しながら進めるべきである。

歯科治療における精神科リエゾンの問題点

歯科医療における精神科リエゾンの大きな問題点として、「歯科医と精神科医が、お互いの領域のことをよく知らない」ことが挙げられよう。医学部の教育に口腔領域に生じる疾患や病態に関するものは多くない。歯学部教育においても精神医学の教育は、十分とは言えないであろう。このような状態では、よほどお互いがシステムなどをよく知っているもの同士でないと、連携は難しい。

口腔は、胸郭や腹腔などと異なり生理的に開放されており、容易に外科処置ができる領域である。リエゾン医療が検討されるタイミングは、何らかの歯科処置がなされてからのことが多い。最近では少なくなってきたものの、歯科治療中に連携ができる可能性があったにもかかわらず、歯科治療が終わりかけるところで、「こちらはそろそろ終わりです。これでよくならなかったら、精神科に行ってください」といった、いわゆる「丸投げ」の提案も未だに散見される。このような状況での精神科医療は極めて困難であり、初期対応医との係争ケースになりかねない。

また前述のように、ケースによっては無理にリエゾン医療を行わないほうがよい場合もある。治療の最初の段階で、考え得る経過と対処法について検討し、患者への説明時に触れておくことが肝要と思われる。

9 その他、精神科医療に関連した問題

2 がん患者の心理

宮地英雄

Key words

口腔領域のがん、患者の知る権利、インフォームド・コンセント、がんの告知、緩和ケア

がん患者の心理

歯科医療の現場において、がん患者を診るケースとしては、口腔領域のがんの治療に携わる場合のほか、口腔領域以外のがんがあって口腔内の状態を整えるために歯科治療を要する場合などがある。近年、身体医療が歯科治療との連携を求めていることもあり、後者のケースも増えている。そのため、医療者であるかぎり、がん患者とかかわる可能性が常にあるといえよう。

もし自分が「がん」を宣告されたら……読者のなかには「もし」ではなく、実際に自分のこととしてかかわっている人もいるであろう。そのときの心理状況——さまざまな状況が想像、あるいは想起できるであろうか。このような状況における心理については、約半世紀前から研究されている。1960年代、米国では、「患者の知る権利」という考え方が広がりはじめ、それはインフォームド・コンセント（第Ⅲ章3「医療を進めるインフォームド・コンセント」参照）という医療の流れに繋がっていった。それに伴い、がん患者が自分の状況を知ったときに、どのような変化を呈するかということが研究されていったのである。1969年、精神科医の Kübler-Rose E が、「死にゆく患者の心理的変化」として、表1のような段階があるとした。この段階は、必ずしも順番に来るとはかぎらないとされる。近年、わが国でもがんの告知について「本人の意向を尊重する」、すなわち「患者の知る権利」を尊重するという流れになっている。がん患者と寄り添っていくにあたり、医療者が不安になってしまうと、患者の不安も助長される。がん患者における心理経過について、このような段階があることは、知っておいてよいことであろう。

精神医学的問題と緩和ケアの考え方

がん患者では、さまざまな精神症状、

表❶ 「死にゆく患者の心理的変化」(Kübler-Rose E.1969)

段階	項目	内容
第1段階	否認と孤立	「何かの間違いだ」
第2段階	怒り	自らが病んでいることへの葛藤
第3段階	取り引き	治癒と引き替えに約束履行を試みる、など
第4段階	抑うつ	喪失感による反応
第5段階	受容	悟り、「死」の受け入れ

精神疾患を来し得る。症状では病的不安、抑うつ、せん妄などが、疾患では適応障害、うつ病などが併発する可能性が高いとされる。せん妄とは、一過性の意識障害で、身体的負荷、高齢者、環境の変化などで起こりやすい。がん患者における身体的負荷とは、がんそのものによるもののほか、がんが引き起こす貧血や電解質異常のような間接的な影響もある。適応障害とは、ストレス因によって引き起こされる種々の情緒障害を指すが、個人の脆弱性が関与するという、やや曖昧さが診断基準にある概念である。

緩和ケアは、身体症状に加え、これらの精神的な問題を含めたさまざまな問題を「緩和」すべく、チームでかかわることを旨とするシステムである。緩和ケアは、「もう終末期なので、症状を『緩和』することくらいしかできない」という Negative なイメージがあったと思うが、近年では、先に示した「告知」とそのタイミングの時代的な変化を受けて、「治療の早い段階から症状を『緩和』していく」という医療介入モデルが確立されている(図1)。

緩和ケアの対象となる苦痛は、痛みのような「身体的苦痛」だけではない。ここで示した「精神的苦痛」のほか、「社会的苦痛(家族や経済的な問題に対する苦痛)」や「実存的苦痛」が対象になる。「実存的苦痛」とは、「霊的苦痛」や「Spiritual Pain」などともいわれ、人生の意味、死生観、自己の喪失といったものに関する苦痛である。

歯科治療における注意点

冒頭で「がん患者の心理状況を想像、想起できるか」と問うた。がん患者にかぎったことではないが、患者の気持ちをその立場になって考えることは、患者とよい関係で寄り添えるようになるために必須のことといってよいと思う。ただ、寄り添おうとしても、自分で解決できないことが出てきてしまわないかという不安で、かかわりを

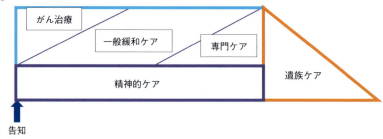

図❶ 「緩和ケア」の医療介入モデルの変遷

ためらってしまってはいないであろうか。逆に、計画性や対応のノウハウがないまま進んでしまって、苦い経験をした医療者もいるであろう。とくにがん患者は、対応を間違うと取り返しがつかないことがあるため、医師だけではないチームでかかわることが主流になっている。歯科医もこのチームの一員となってみてはどうであろうか。口腔領域の状態を整え、生活面を考えながら、心理面、実存的な問題などを一緒に考え、問題があったときには無理をせず、チームで考えるよう日頃から連携を取っていくようにするとよいと思う。

いつかがん治療チーム、緩和ケアチームに、歯科医が普通に存在している日が来るかもしれない。

II こころの病気を考慮すべき口腔関連症状と歯科治療

1. 感覚の問題
2. 口臭の問題
3. 運動の問題
4. 審美の問題
5. 歯科治療時の注意

1 感覚の問題

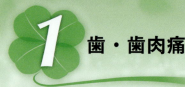

1 歯・歯肉痛

飯田 崇・小見山 道・和気裕之

Key words
非歯原性歯痛、診断的局所麻酔、特発性歯痛、非定型歯痛、身体表現性障害

概要・原因となる疾患

歯痛は、歯原性歯痛と非歯原性歯痛に大別される（図1）。しかし、臨床ではこれらが併存する場合もある。歯原性歯痛は、「歯あるいは歯周組織を疼痛発生源とする歯痛」と定義されており、一方、非歯原性歯痛は「歯および歯周組織以外を疼痛発生源とする歯痛」を指す[1]。

1. 歯原性歯痛

歯原性歯痛の主な原因は、象牙質知覚過敏症、可逆性歯髄炎、不可逆性歯髄炎、根尖性歯周炎、歯根破折などがある。歯肉痛では、慢性歯周疾患が原因となることがあるが、その頻度は10％以下と低い。また、口腔カンジダ症に起因する場合もある。なお、抜歯された部位の歯肉痛では、顎骨骨髄炎に起因することがある。

2. 非歯原性歯痛

非歯原性歯痛は、筋・筋膜性、神経障害性、神経血管性、上顎洞性、心臓性、精神疾患／心理社会的要因、特発

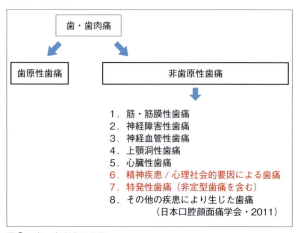

図❶ 歯・歯肉痛の分類

性(非定型を含む)、その他に分類されている[1]。

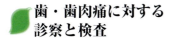
歯・歯肉痛に対する診察と検査

　診察は、通常の歯科治療と同様に医療面接から開始する。そのなかで、主訴、現病歴、医科的既往歴、歯科的既往歴、家族歴、心理社会的な要因などを聴取する。疼痛に関しては、鑑別診断を目的とする構造化問診があり、「部位、発現状況、経過、質、程度、頻度、持続時間、時間的特徴、増悪因子、緩解因子、随伴症状、疼痛時行動」などの項目が含まれている。

　続いて、訴える歯および歯周組織の視診、垂直打診、水平打診、ポケット測定、動揺度、咬合検査、X線検査などを行う。歯髄の生活・失活が不明な場合は電気診を行う。また、歯髄炎による疼痛では、患者は患歯以外の隣在歯や対顎歯の疼痛を訴えることもあるので、疼痛部位以外にも対顎歯の診察も必要である。

　さらに、訴える歯にあきらかなう蝕などの歯原性歯痛の原因となる疾患がみつからない場合や、感染根管治療中の歯の疼痛が長期化しているケースなどでは、浸潤麻酔で"診断的局所麻酔"を行う。この検査で疼痛が消失する場合は、患者が訴える歯の周囲に炎症などの原因がある可能性が高く、一方、消失しない場合は非歯原性歯痛を考慮する。

　歯肉痛では、口腔カンジダ症が疑われた場合は細菌検査を行う(第Ⅱ章1-2「舌痛・口腔内灼熱感」参照)。また、顎堤の疼痛を訴える場合は、顎骨骨髄炎を疑い、必要に応じてCT検査などで精査を行う。

　以上の診察と検査によって異常が認められない場合は、まず、非歯原性歯痛のなかで最も頻度の高い咀嚼筋からの関連痛に起因した筋・筋膜性歯痛を疑い、筋を触診し、圧痛の有無を確認する。圧痛が認められた場合は、さらに圧痛部位と歯・歯肉痛の関係を検討する。

　神経障害性疾患は、発作性と持続性に分類される。発作性の三叉神経痛では歯痛が生じることがあり、三叉神経痛が疑われた場合はトリガーゾーンに局所麻酔を行い、誘発発作の消失の有無を確認する。また、持続性の帯状疱疹性神経痛や帯状疱疹後神経痛でも歯痛が起こることがあり、既往歴や血液検査などで診断する。

　神経血管性疾患に含まれる片頭痛や群発性頭痛が原因で歯痛を訴える場合がある。病歴や疼痛の特徴などから疑うことができるが、脳神経外科や頭痛専門医へ診察を依頼する。

　上顎洞性の歯痛は急性上顎洞炎が多く、臨床症状やX線検査・CT検査な

どで発見することができる。なお、歯性ではない上顎洞炎や歯性の場合でもその他の副鼻腔に炎症が波及している場合は、耳鼻咽喉科へ紹介して連携を図る。

また、心臓性の歯痛では、狭心症や心筋梗塞、動脈解離などが原因となることがある。患者の全身状態を把握し、必要に応じて適切な身体科（循環器科など）へ依頼する。

ここで、図1の非歯原性歯痛1.～5.は、診察や画像検査などに併せて医科の診察を受けることで原因が明確になることが多い。一方、「6.精神疾患／心理社会的要因による歯痛」と、「7.特発性歯痛（非定型歯痛を含む）」は、歯科における診察と検査から身体的な異常所見がみつからない。精神疾患／心理社会的要因と特発性（非定型を含む）については、以下で述べる。

身体面の原因を見い出せない歯・歯肉痛とは

精神疾患では、身体表現性障害（第Ⅰ章2-1「身体表現性障害」参照）に含まれる身体化障害や持続性身体表現性疼痛性障害、また、統合失調症やうつ病等の身体症状として歯痛を引き起こすことがあるとされている[1]。そして、疼痛が両側に出現することや患側が移動するなどの特徴があり、解剖学的な神経支配と矛盾する場合に疑う。

日本口腔顔面痛学会によると、特発性歯痛は、「診察や検査後も原因の特定できない歯痛を指し、その中に非定型歯痛と呼ばれる病態が含まれている。そして、慢性疼痛疾患（非定型顔面痛、頭痛、頸部・腰痛、線維筋痛症、過敏性腸症候群、骨盤内疼痛など）との併存が多い」としている[1]。また、非定型歯痛は、中枢の疼痛処理過程に何らかの変調が生じており、「急性・慢性の心理社会的要因を抱えた患者が歯科治療をきっかけに、注意が口腔内に向くことと関連して、知覚と情動が統合される辺縁系から皮質にかけて、痛みの情報の処理に変調や増幅が生じる」とする仮説も存在する[1]。

これまでに、わが国では非定型歯痛に関する複数の報告がある。竹之下らは、非定型歯痛を「臨床所見や各種検査上ではあきらかな原因が見当たらないが、原因不明の歯痛を訴え、刺激に敏感に反応する」と述べている[2]。

井川らは、口腔内特発性疼痛として、非定型歯痛、非定型顔面痛、舌痛症、口腔内灼熱感症候群の症例を検討し、これらは身体表現性障害の疼痛性障害に該当すると述べている[3]。また、吉田らは、非定型歯痛は「医学的に説明不能な身体症状（medically unexplained physical symptom/condition：MUS）」に該当するとしている[4]。MUSには、未知の疾患によ

る身体症状、医師の能力不足のために未診断のまま放置されている身体症状、詐病および虚偽性障害（第Ⅰ章2-2「転換性障害・虚偽性障害・詐病」参照）、身体表現性障害などが含まれているとされている。

非歯原性歯痛の分類の臨床応用例を表1に示す。患者例では、筋・筋膜性歯痛および心理社会的要因の両方への対応を要する。また、必要に応じて精神科等と連携を検討する。すなわち、身体面の所見がみつかった場合でも、心理社会面や精神疾患の評価を行うことが重要である。

表❶　非歯原性歯痛の分類の臨床応用例

	所見の有無
筋・筋膜性	ある・ない・不明
神経障害性	ある・ない・不明
神経血管性	ある・ない・不明
上顎洞性	ある・ない・不明
心臓性	ある・ない・不明
精神疾患	ある・ない・不明
心理社会的要因	ある・ない・不明
その他（がんの転移など）	ある・ない・不明
特発性歯痛（非定型歯痛）	ない

患者例：筋・筋膜性と心理社会的要因がある。精神疾患は不明。（赤字）

特発性歯痛（非定型歯痛）に対する治療方法

特発性歯痛（非定型歯痛）は、通常の歯科治療で改善させることができないため、抜髄や抜歯等の不可逆的な処置は避けるべきである。

原因が特定されていないことから、とくに有効な治療法は存在しない。これまでの報告では、抗うつ薬、抗不安薬、抗精神病薬、また、疼痛を訴える部位へのボトックス注射等が奏効したとの報告があるが[2〜6]、あきらかな有用性は確認されていない。

したがって、歯科医は歯痛、歯肉痛を訴える部位を定期的に確認し、疼痛を認める部位に異常がないことを説明し、患者の不安を取り除くなどのサポートをすることが肝要である。そして、必要に応じて歯科の高次医療機関や精神科・心療内科などと連携を図る。

特発性歯痛（非定型歯痛）とこころの病気との関係

非定型歯痛と診断した患者の約50％は、不安や抑うつ症状、睡眠障害や精神的問題などが認められたとの報告がある[5]。また、疼痛による不安や抑うつ状態が疼痛閾値を低下させることで病態が複雑化する[2]などの考え方も存在する。

現在のところ病因は不明であるが、精神医学的には身体化症状と推測される。特発性歯痛（非定型歯痛）は、心気障害や持続性身体表現性疼痛性障害に該当する場合がある。また、気分障害、神経症性障害、統合失調症なども歯痛、歯肉痛を引き起こす可能性がある。

🌿 症例提示

患者：36歳、男性、無職
主訴：歯の痛みがとれない
現病歴：X-7年、歯痛が出現し、かかりつけの歯科医院を受診。上顎右側第一大臼歯のう蝕処置を受けたが消失せず、結局抜髄となった。その後も疼痛は続いたが、患者は担当医から口腔の診察とX線検査では異常が認められないと説明を受け、補綴装置を装着した。

しかし、X-1年、疼痛が消失しないことで不安になり、当院（保存科）を受診した。保存科では根管内の精査を行ったが、歯根破折などのあきらかな異常がないことから、当外来（「口・顔・痛み外来」）へ治療を依頼した。

既往歴：特記事項なし
当外来での診察・検査：口腔内の視診・触診で異常なし。咀嚼筋に圧痛なし。診断的局所麻酔で疼痛の消失なし。CT検査でも異常所見は認められなかった。また、脳神経外科での脳MRI検査でも異常なかった。

診断：特発性歯痛（非定型歯痛）
治療経過：診察と検査をとおして、患者の訴える歯には異常がないことを丁寧に説明し、不安の軽減に努めた。同時に、不安や疼痛の軽減に精神面の評価、診療が効果的であることを説明し、精神科でも診察を行うこととなった。歯科では定期的な診察を行うことで歯の異常がないことを保証し、歯科・精神科双方の診察のなかで、傾聴・受容・共感を基本とした心身医学療法で、ほぼ安定した状態が保たれている。

【参考文献】
1) 日本口腔顔面痛学会編：口腔顔面痛の診断と治療ガイドブック. 医歯薬出版, 東京, 2013.
2) 竹之下美穂, 吉川達也, 他：当科を受診した非定型歯痛の2例. 日本歯科心身医学会雑誌, 23：46-50, 2008.
3) 井川雅子, 山田和男：口腔内特発性疼痛のとらえ方と三環系抗うつ薬の効果. 日本口腔顔面痛学会雑誌, 3：21-31, 2010.
4) 吉田光希, 鎌田研祐, 他：ミルナシプランにより症状が消退した非定型歯痛の4例. 日本歯科心身医学会雑誌, 28：19-23, 2013.
5) 和田麻友美, 山崎 裕, 他：最近当科で経験した非定型歯痛症例の臨床的検討. 北海道歯学雑誌, 34：106-113, 2014.
6) Cuadrado ML, García-Moreno H, et al.：Botulinum Neurotoxin Type-A for the Treatment of Atypical Odontalgia. Pain Med. 17：17-21, 2016.

Column 1

歯科恐怖症

　「歯科恐怖症」といった言葉を、とくに歯科医師から聞くことがある。連携診療をしていて患者を紹介される際に、「この方は、歯科恐怖症がありまして……」などといった具合に出てくる。しかし、専門家からすると、この言葉にはちょっと違和感がある。

　「用語」という観点からすればあり得なくはない。神経症性障害のなかに「特定の恐怖症」というのがある。「閉所恐怖症」や「高所恐怖症」、「血液恐怖症」などがこれに含まれる（第Ⅰ章2-2「神経症性障害」参照）。そして「歯科」に恐怖がある、ということであれば「歯科恐怖症」ということになろう。ただ「歯科に対する恐怖」とは、どういうことであろうか。

　歯科医師の職場を悪くいうつもりは毛頭ないが、いろいろな要素は浮かんでくる。診察室の匂い、音、雰囲気といったものから、処置の痛み、補綴装置の素材の苦み、違和感、機器の振動、何かわからないものが無防備の口の中に入ってくるという怖さ。そして医療者の態度や話し方、説明の内容なども対象になり得る。これらのことを、「歯科に対する恐怖」ということでまとめてしまうのは楽かもしれない。しかし、この先対応することを考えると、何を対象に対応していけばよいのかわからなくなる。問題の本質がみえなくなってしまうという課題を残すことになる。

　もう一つの問題は、それが「恐怖症」という病的なレベルの問題なのかということがある。確かに「恐怖」が強く、「『歯科』という言葉を見ただけ、聞いただけで、不快になる」、「看板を見ると吐き気がする」といった患者の話も聞くが、ただ「歯科」が嫌い、というレベルのものもあるであろう。医療者が原因のものは、ともすると「医原性」のものとなり、それはそれで対応が変わってくる。このあたりまで「歯科恐怖症です」と紹介されると、患者も医療者も混乱してしまいかねない。

　いずれにしても、意味や影響を十分理解しないでこの言葉を使うのは、よいとは思えない。

1 感覚の問題

2 舌痛・口腔灼熱感

中久木康一・栗栖諒子

Key words
心気症、疼痛性障害、気分障害、神経障害性疼痛

舌痛・口腔灼熱感を訴える疾患

「舌が痛い」、「口の中がヒリヒリする」、「舌をやけどしたような感じ」という患者が来院したとき、医療者はまず、舌や口腔粘膜の異常所見の有無を診る。口腔内に異常が認められれば、多くの場合は種々の「口腔粘膜疾患」と診断することができる。

しかし、必ずしも症状に対応する所見がみつかるわけではない。このため、舌の痛みや口腔灼熱感の原因となる可能性のある疾患を知っておく必要がある。粘膜にあきらかな異常はなくとも、舌のヒリヒリ感、痛みを訴える場合には、まず口腔乾燥症や口腔カンジダ症のチェックが必要となる。

口腔乾燥症は、口腔内の乾燥症状だけでなく、口の中の痛みや味覚異常など、さまざまな症状を伴うことがあり、唾液量が正常でも舌背部や口蓋部が乾燥することで口腔乾燥の自覚症状が強くなることがある。口腔乾燥症は、口腔内の乾燥症状を表す症状名であるものの、広義の「疾患名」として用いられており、唾液の分泌量低下の原因疾患として、シェーグレン症候群などの膠原病、糖尿病、唾液腺疾患などが挙げられる場合もある。唾液腺への放射線照射による障害、唾液腺の外科的処置などによる機能低下においては、唾液腺細胞に対する直接のダメージや分泌抑制作用による分泌低下がみられる。高齢者などの脱水状態においても、体液の減少から唾液分泌低下を来たしやすくなる。

口腔カンジダ症は主に *Candida albicans* による真菌症であり、拭いとれる白く軟らかい白斑が粘膜に付着しており、剥離後の粘膜面は発赤やびらんを呈す偽膜性カンジダ症が多いが、白斑を伴わない粘膜の発赤・萎縮・肥厚を特徴とするものもあるので、注意が必要である。

一方で、「痛みには組織損傷を伴うものと、そのような損傷があるように表現されるものがある」と定義されて

Ⅱ　こころの病気を考慮すべき口腔関連症状と歯科治療

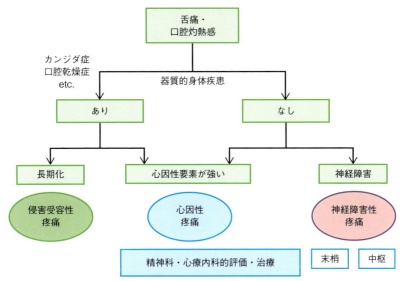

図❶　舌痛・口腔灼熱感の診断の流れ

いるが、痛みは末梢（例：歯・歯肉・顎・舌等）の問題、伝える神経系（例：三叉神経等）の問題、そして中枢（脳・脊髄）の問題のいずれの場合でも起こる。すなわち、舌に異常がなくても舌痛を訴える患者はいる。

疼痛の観点からは、①侵害受容性疼痛（例：鋭利な歯や補綴装置による創傷、アフタ性口内炎等）、②神経障害性疼痛（例：三叉神経痛、舌咽神経痛等）、③心因性疼痛（例：ストレス・性格、疼痛性障害、心気症等）、特発性のもの（コラム3「特発性」と「心因性」と「原因不明」P.103参照）と分類される（図1）。

これらは混在していることが多く、患者が訴える部位にあきらかな異常がみつからない場合や治療しても改善しない場合には、中枢の問題が関与している可能性があり、通常の歯科診療のみでは改善が難しいことがある。このため、神経障害性疼痛や心因性疼痛の要因が関与していないかどうかに留意する必要がある。

舌痛・口腔灼熱感に対する診察と検査

原因がはっきりしない舌痛は、視診や問診（医療面接）を経て必要に応じて検査を行い診断する。まず舌の臨床的な異常所見の有無から侵害受容性疼痛と神経障害性疼痛を鑑別し、追加検

査を行いながらおのおのの病態を考える。この両者に該当する所見がみつからず原因が不明な場合は、心因性疼痛や特発性疼痛を疑う。

必要な検査のなかで、一般歯科医院でも可能な検査の実際を示す。

1. 口腔乾燥症の検査

灼熱感（舌熱感）、舌痛症状は口腔乾燥に関連する一般的症状であり、口腔乾燥症と診断される患者のうち4％は舌痛を主訴に来院するという報告もある[1]。そのため、舌痛症、口腔内灼熱感症候群を治療するうえで口腔乾燥症との鑑別は必要である。

安静時唾液量と刺激時唾液量の計測を行う。安静時唾液量の計測は患者に椅子などでリラックスした状態を保ってもらい、15分間計測する間に流出する唾液を飲み込まず、随時コップに吐き出してもらう。15分経過後、5mLシリンジを用いて吸引し唾液量を測定する。1.5mL以下の場合、口腔乾燥症を考える。

刺激時唾液量の計測は患者が椅子などでリラックスした状態を保ちつつガム（市販のものでも可）を噛んでもらい、10分間計測する間に流出する唾液を飲み込まずに随時コップに吐き出してもらう。10分経過後、20mLシリンジを用いて吸引し唾液量を測定する。10mL以下の場合、口腔乾燥症（第Ⅱ章1-4「口腔乾燥感」参照）を考える。

2. 口腔カンジダ症の検査（細菌検査）

口腔カンジダ症の症状の一つとして口腔粘膜の痛みを訴えることがあり、舌痛症との鑑別が必要である。

細菌の採取は、舌の痛みのある部分を綿棒の先を回転させるようにしてこすり、綿棒の先が他の場所につかないように、試験管の外に触れないよう注意しながら試験管内に戻す。検査に必要なものは「綿棒付きの試験管」と「検査依頼書」で、これらは検査機関より提供される。なお、試験管は冷蔵で保存する。検査結果でカンジダ菌が陽性の場合、口腔カンジダ症を考える。

3. 全身疾患の検査（血液検査）

採血後は血液を冷蔵庫で保管し、できる限り短時間で提出するのが望ましい。採血手技経験のある歯科医が不在の場合、あるいは血液検査を歯科医院では行わない方針の場合、内科等に血液検査を依頼して患者の血液データを入手してもよい。

血液検査では、赤血球数、ヘモグロビン、ヘマトクリット値、CRPをはじめとして、貧血の要因となり得るビタミンB_{12}や葉酸、シェーグレン症候群の抗体などを検査することにより、全身的要因を検索する。

検査結果から貧血やビタミンB_2欠乏症による舌炎、シェーグレン症候群による口腔乾燥症、亜鉛欠乏などによる味覚障害などを考え、否定される場

合は、口腔内灼熱感症候群、舌痛症として治療を進めることとなる。

4．歯・顎骨内病変の検査

パノラマX線写真等を撮影し、顎骨内の病変の精査を行う。

5．心理テスト

自己記入式質問票の心理テストには、不安や抑うつの重症度を判定するHADS、SDS、神経症のスクリーニングに用いるGHQ、CMI、また性格傾向を把握するY-Gテスト等がある。

これらは、歯科にとって客観的な所見として捉えることが難しい症状や状態を数値化できるため、臨床で使用することがある。しかし、利用する場合は利点、欠点を十分に理解したうえで用いる必要がある（コラム6「自己記入式質問票」P.134参照）。

🌿 身体的な原因がみつからない舌痛・口腔灼熱感とは

舌痛症は、「舌痛を主訴とし、他覚的にも異常が認められず、また、臨床検査でもとくに異常が認められないにもかかわらず慢性持続的な表在性、限局性自発痛を舌に訴えるもの」と日本歯科心身医学会（1984）で定義されている。国際疼痛学会分類（2版）においては「正常な徴候と検査所見にもかかわらず最低4～6ヵ月続く、舌やその他の口腔粘膜の灼熱痛」と定義されている口腔内灼熱感症候群(Burning Mouth Syndrome：BMS)に舌痛症が含まれる。また米国顎顔面疼痛学会では、BMSは「口腔粘膜の灼熱感として述べられる不快な異常感覚で臨床的にあきらかな粘膜の異常あるいは臨床検査所見の異常がなく発生し、しばしば痛みとして受容される」と説明されている[2]。

舌痛症において痛みを示す部位は、舌尖と舌縁部が約80％を占める。痛みの性状は、自発痛であり「ヒリヒリ」、「ピリピリ」と表現され、慢性的・持続的であり、主に両側性、何かに集中しているときは忘れていることが多く、食事中は軽減・消失する傾向がある。

患者の特徴としては、女性が多くを占め（76～83％）、年齢は40歳代以降、50～60歳代が多くを占める。70％に基礎疾患があり（循環器疾患37％、消化器疾患30％、精神疾患24％、内分泌疾患9％）、がん恐怖症の人は全体の80％以上である[3]。有病率は、一般の0.7％～2.6％、40歳代の15.7％（米国）とされている[4]。

🌿 舌痛症・口腔内灼熱感症候群に対する治療法

舌の肉眼的な異常所見の有無から侵害受容性疼痛と神経障害性疼痛を鑑別し、追加検査を行いながらおのおのの病態を鑑別した後は、以下のような対応が考えられる。①自院のみで治療を

行う。②すぐに高次医療機関へ紹介する。③まずは自院で1～2週間ほど治療を行い、改善しない場合は他疾患を疑い、高次医療機関に紹介する。④検査等は高次医療機関に依頼し、その後の治療は自院でも行う。

①～④いずれの対応においても、舌痛症患者に対する病態説明のポイントとしては、「がんなどの悪性疾患ではない」と不安・がん恐怖へ対応し、「痛みを感じる部位に原因があるとは限らない」と感受部位と発生源の関係について理解してもらうこととなる。

②以外の自院で治療を行う場合、舌の刺激を軽減する目的で歯垢・歯石の除去、鋭利な歯や補綴装置の調整などを行う場合には、それらが原因か否かは確定的ではなく、治療しても「改善・不変・悪化」の可能性があることを十分にインフォームド・コンセントしてから行う必要がある。

口腔内灼熱感症候群については、認知行動療法の有効性が示された報告もある。とくに慢性口腔顔面痛患者の管理には痛みの感覚的、情動的、認知的側面を熟知しておく必要があり、認知行動療法的対応が勧められる。

舌痛症は、一般歯科医院でも治療可能ではあるものの、高次医療機関の歯科口腔外科や精神科・心療内科等との併診を必要とする場合もある。また、専門病院での薬物治療等で痛みが改善することもあり、適応をみながら受診を勧める。

「舌痛症・口腔内灼熱感症候群」とこころの病気との関係

舌痛症患者に対してなされた精神科診断の内訳については、神経症とうつ病の範疇に含まれるものがそれぞれ全体の半分にあたるとする報告もあるが[5]、筆者が勤務する大学病院におけるリエゾン外来(精神科医が同席している)での自験例においては、心気症、鑑別不能型身体表現性障害、疼痛性障害などの神経症の範疇である身体表現性障害圏が全体のおよそ8割を占めていた。前述のとおり、器質的原因の見当たらない疼痛には、精神的問題の関与が想定され得る。このなかで精神科医が評価すると精神的問題が見出されるケースが多いが、精神疾患の診断がされないケースがあることや、診断がついても、その診断が一つではないことから、「舌痛症の一部に、いくつかの精神疾患が含まれている」ということはできるであろう。

症例提示

患者：65歳、女性
主訴：「舌が痛い」
現病歴：3ヵ月前に父親が脳梗塞で倒れ、患者が中心に介護をするようになった。2ヵ月前から主訴の症状が出

Ⅱ　こころの病気を考慮すべき口腔関連症状と歯科治療

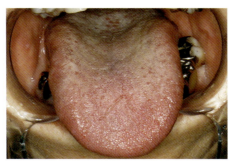

図❷　舌に異常所見は認められない

現し、口腔外科を受診したが、舌に器質的な疾患が認められないため、リエゾン外来を紹介受診となる。

口腔内所見：舌に器質的な異常所見は認めない（**図2**）。

自覚症状：患者は舌全体にヒリヒリ、ピリピリ感を訴え、疼痛の程度はVAS＝80㎜で1日中痛い。

治療経過：カンジダ菌検査、ガムテスト、血液検査の結果から異常が認められず、舌痛症と診断した。舌痛症の病態について丁寧に説明し、疼痛と関連する要因を患者自身でみつけるように指導した。認知行動療法を応用した対応を月1回半年行ったところ、痛みの程度はVAS＝65㎜まで低下するとともに疼痛部位は舌尖部に限局し、患者自身が性格や気分等が症状と関連していることを自覚するようになった。その後、診察を継続し、症状はあるものの軽減し患者自身の疼痛管理が得られている。

【参考文献】
1）三輪恒幸，他：口腔乾燥症（ドライマウス）の臨床統計的検討：東京歯科大学千葉病院におけるドライマウス外来について．日本口腔検査学会誌，1（1）：40-43，2009．
2）大久保昌和：Burning mouth syndrome：最近の研究動向と管理の推奨．日本口腔顔面痛学会誌，3（1）：33-42，2010．
3）中瀬　実，他：舌痛症　臨床病態および治療．日本口腔粘膜学会誌，12（2）：45-50，2006．
4）池田　稔，他：舌痛症の機序とその対応．耳鼻咽喉科展望，51（4）：208-214，2008．
5）古賀千尋，他：いわゆる口腔心身症患者の精神科診断に関する検討．日本口腔科学会誌，48（3）：171-174，1999．

① 感覚の問題

3 顎関節痛・咀嚼筋痛、顔面痛

依田哲也

Key-words

顎関節症、三叉神経痛、非定型顔面痛、身体表現性障害、疼痛性障害

顎関節痛・咀嚼筋痛、顔面痛を訴える疾患

1．顎関節症

　顎関節症は、顎関節や咬筋、側頭筋、外側翼突筋、内側翼突筋といった咀嚼筋の疼痛、関節雑音、開口障害あるいは顎運動異常を主要症候とする障害の包括的診断名である。その病態は顎関節症Ⅰ～Ⅳ型に分類されており、咀嚼筋の疼痛を呈するものが咀嚼筋痛障害（顎関節症Ⅰ型）、顎関節痛を呈するものが顎関節痛障害（顎関節症Ⅱ型）である。

　咀嚼筋痛障害の発症要因としては、食いしばりや歯ぎしりなどの内在性外傷によって発症する筋炎による痛み、長期間の開口制限による筋拘縮に対する牽引痛などであり、多くは侵害受容性疼痛であるが、不安やストレスによる交感神経の持続的な緊張も発症要因として報告されている。この病態は日本心身医学会による心身症の定義(1991)、「身体疾患のうち、その発症と経過に心理社会的因子が密接に関与し、器質的ないしは機能的障害の認められる病態を呈するもの。ただし、神経症やうつ病などの精神障害に伴う身体症状は除く」とも矛盾しない。

2．三叉神経痛

　三叉神経に発症した神経障害性疼痛であり、刺すような痛み（鋭痛）を特徴とする。突発的で、痛みの持続時間は数秒から数十秒で自然消失する。脳腫瘍が原因のことも数％程度はあるが、血管の神経圧迫に起因することが一般的である。そのほかに、三叉神経にひそんでいた帯状疱疹ウイルスによって皮疹が出た後に起こる帯状疱疹後三叉神経痛もある。

3．その他の疾患

　下顎骨、上顎骨などの骨折や打撲、外傷性顎関節炎などの外傷性疾患や、細菌感染によって化膿性炎症を呈した感染性顎関節炎、筋炎、頰部蜂窩織炎、上顎洞炎でも顎関節痛・咀嚼筋痛、顔面痛を呈する。頰部や顎関節などの悪性腫瘍では時に激痛を呈することがあ

る。そのほかには歯髄炎のような他部位疾患の関連痛や放散痛として生じる場合もある。

 顎関節痛・咀嚼筋痛、顔面痛に対する診察と検査

1．医療面接

通法に従い、主訴、現病歴、既往歴、家族歴、現症を確認する。とくに疼痛発症のきっかけ、時期、疼痛の変化などは鑑別診断に重要である。顎関節症は就寝中の内在性外傷に起因することがあり、起床時に自覚することが多い。また、三叉神経痛では歯磨きや洗顔などの特定の刺激で発症することが多い。

2．視診、触診、顎運動検査

左右を比較し、腫脹の有無を確認する。皮膚の発赤も炎症疾患の鑑別になる。顎関節や咀嚼筋の障害に起因する疼痛の場合は、顎運動が制限されることがある。自力または強制的に大開口し、上下切歯間距離を測定する。日本人成人の正常な平均開口は男性で52mm、女性で48mmである。

顎運動時の疼痛部位を触診で確認することも有用である。触診により、自覚している疼痛部位と圧痛部位が一致するかどうか確認する。たとえば、咀嚼筋痛障害（顎関節症Ⅰ型）の国際的なDC/TMDの診断基準では、病歴で顎運動、機能運動またはパラファンクションで痛みが変化することを確認したうえで、所定の筋圧痛検査または最大開口で咀嚼筋にいつもの痛みが再現されることで診断するよう厳密な基準が定められている（感度0.9、特異度0.99）[1]。

三叉神経痛は三枝のうち、1～2本の領域に痛みを生じ、左右どちらかに限って痛むことがほとんどであり、軽く触れただけで激痛を引き起こすトリガーポイントが確認できることがある。

3．画像検査

心因性疼痛を疑った場合でも、画像検査で器質的病変がないことを確認することは決して過剰検査ではない。画像で異常がないことを示すことが、患者に心因性疼痛を納得してもらう一助になることもある。

 「原因不明の顎関節痛・咀嚼筋痛、顔面痛」とは

1．非定型顔面痛の疾患概念

疾患名における「非定型」とは「原因が不明な」という意味であり、非定型顔面痛とは、本来は侵害受容性疼痛や神経障害性疼痛のような疼痛の原因が特定できない顔面痛をいう。一方、心因性疼痛は、狭義には心因―精神心理的側面を原因として起こる痛みであるが、臨床の現場では、同様に侵害受容性疼痛や神経障害性疼痛では説明がつかない場合に除外診断として診断されることが多い。

このように臨床現場では非定型顔面痛が心因性の顔面痛と同義語として用いられている。

なお、国際疾病分類第10版（ICD-10）では、G50三叉神経障害のなかで、G50.0が三叉神経痛、G50.1が非定型顔面痛と分類されている。

2. 非定型顔面痛の鑑別診断（表1）

心因性の関与の強い非定型顔面痛の診察のポイントは、まず疼痛部位の特定である。主訴で訴えた疼痛部位が、初発時、経過時、診察時と確認するたびに変化する場合は心因性を疑う必要がある。

痛みの性状や発症契機、誘発因子などを説明できず、問いかけに対して「そんなことはいいから、早くなんとかして」と、治療ばかりをせがむ場合も要注意である。

担当医の前では苦痛が増加したような態度を示すこともある。できれば病院外での様子が見られるとよいが、なかなか困難であるので、受付や会計時の様子についても注意をはらうとよい。

「痛くて死にたいと何度も思った」とか、「痛くて眠れないことがある」という訴えに対しては、直近の状態を具体的に確認するとよい。たとえば「昨日の夕方は6時に就寝して9時まで寝たが、9時から朝まで天井を見つめていた」などと、不眠と痛みは関係ないことがわかる。

最も重要な鑑別ポイントは、食事中の疼痛程度である。顎関節や咀嚼筋などに器質的な障害があると、安静時よりも食事時に疼痛が増強されるか、ま

表❶　各種疼痛の診査ポイント

	侵害受容性疼痛	神経障害性疼痛	心因性疼痛
代表疾患	顎関節症	三叉神経痛	非定型顔面痛
部位	顎関節・咀嚼筋に特定	片側、神経支配範囲に限定	不定
発症契機	起床時など特定できることもある	不明	不明
強度	激痛にはならない	激痛	違和感程度～激痛
性状	鈍痛	鋭痛	違和感、鈍痛
持続時間	主に顎運動の間	数秒から数十秒	1日中、または日内変動あり
誘発因子	開閉口等の顎運動	洗顔や歯磨きなど	不定
食事時	痛い。硬い物を噛めない	咀嚼で誘発されることもあるが、通常は痛くない	不変か、むしろ疼痛消失
改善因子	安静、マッサージ	なし	食事、好きなことに夢中になること

たは痛いので硬い物は嚙まないというのが一般的である。しかし、心因性の場合は食事時や好きなことに集中しているときには痛みを忘れているという特徴がある。

傾聴は重要なことであるが、患者の言うことをすべて聞いていると、何時間あっても終わらなくなる。ポイントについて誘導して質問する。

「原因不明の顎関節痛・咀嚼筋痛、顔面痛」に対する治療方法

1．認知行動療法と薬物療法

認知行動療法は非常に有用な治療法であるが、専門的な訓練が必要であり、不適切な指導によりかえって悪化させる可能性もある。専門的な訓練を受けるか、専門家に依頼するほうが望ましい。

抗うつ薬を中心とした薬物療法も有用である。しかし、これらの薬の選択や用法などは専門的な教育や経験も必要であり、当然、副作用もあるので、一般的な歯科医は他の方法でどうしても治らないときに使用すべきである。

一般的な歯科医の治療としては、以下に示すような支持的精神療法（簡易精神療法）が勧められる。

2．受容

患者は、前医などで痛いのは「気のせい」と言われ、詐病（仮病）を使っているように思われ、「誰も私をわかってくれない」と不安になっている。まず、実際に痛いのは確かであり、「気のせい」ではないことに理解を示す。

3．病状説明

痛みには3種類あることから説明すると導入しやすい。

「1つ目の痛みは、筋肉や骨の障害を知らせるための痛みであり、最も一般的な痛みである、動かすと痛いのが特徴である。しかし、検査でもあなたの筋や関節に異常はないので、この痛みではない」と説明する。

「2つ目の痛みは、筋肉や骨は異常がないが、筋肉や骨が痛いという情報を脳に伝える通り道、すなわち神経に異常があって痛い場合である。神経に障害がある場合は電撃的な刺すような痛みが出る。しかし、このような痛みではない」。

「3つ目は、骨や筋肉、神経にも異常がないのに、痛みを感知する脳に誤った信号が送られて、その骨や筋肉のところが痛いと認識してしまう痛み。このような痛みを生じる原因として、ストレスや不安が関与している可能性が高い」と説明し、この3つ目の痛みに相当することを理解してもらう。心配事があると胃が痛くなることなどを引き合いに出すと理解しやすい。

4．心理的背景を探る

心因性疼痛を説明したら、性格や環境などの心理的背景を確認する。家族

構成、仕事環境、趣味などについては医療面接時におおむね把握しておくが、それらについてさらに踏み込んで不安やこだわりなどを尋ね、発症時期前のエピソードを確認する。

その際に「それはたいへんでしたね」、「そのストレスは、誰にとっても相当なものですよ」のように、そのつど共感すると、こころを開いてくれる。原因は、患者自身もなんとなく心当たりがある場合も多い。わかっているが肯定したくないこともある。核心に辿り着くと、涙を流し出す患者も多い。

性格についても確認する。まじめできちんとした性格であることが多い。このような性格は周囲の人を幸せにする代わりに、患者自身のこころは疲労しやすい。

5．認知

心因性の痛みであることを認知してもらう必要がある。その際、患者の認知のひずみを見つけることも有用である。たとえば、顎の関節や筋肉に障害があって痛いのであれば、食事中に痛みが増すはず。今回はむしろ食事中は痛みを感じないという矛盾を理解してもらう。

また、痛みの背景にあるストレス、不安も認知してもらう。ただし、この際、浮き彫りになったストレス背景を改善するような、踏み込んだ指導はしない。患者に認識してもらうだけでよい。

さらに、まじめできちんとした性格も自己認識してもらうが、それはある面ではたいへんすばらしい性格であるので、変える必要はないことも認識してもらう。

6．痛みを治そうとしない

顎や筋肉、咬み合わせのことを日常的に意識しないこと。治そうとしないことを指示する。痛みを感じても問題なく、痛みを否定しないこと。痛みを感じたら、趣味など夢中になれることをすること。痛いから食べてはいけないと思っている患者も多いので、好きなものを食べるなど、顎関節を使用する行動をとっても構わないことを理解してもらう。そうすれば、知らないうちに治ることを約束する。

7．専門医へ依頼

疼痛の原因が心因性であることを説明した際に、「そう言われれば、なんとなく原因に心当たりがあります」とか、「そうですか、そういう痛みもあるんですか」と、全面的でなくても一部でも受け入れてくれると、改善に導ける。しかし、「でも私は……」、「私の頭がおかしいというんですか」、「私を見捨てるのですか」、「こんなに痛いのに」などのように、受け入れる余地がなく、あるいは逆上するような場合は、なおさら精神的問題を抱えている可能性が高い。このような場合は、こ

れ以上本人と医療者が1対1で話をしても、被害的に捉えられてしまう可能性があるため、たとえば別の日などに家族を同席させ、精神科の併診については「症状を評価してもらうことから始める」、「感覚や不安などに対処してもらう」などと説明する。それでも家族ともども了解されない場合は、「歯科でできることは限られる」として、不要な処置はせず、継続治療を断念することも考えておく。

「原因不明の顎関節痛・咀嚼筋痛、顔面痛」とこころの病気との関係

精神医学的には、原因不明の顎関節痛・咀嚼筋痛、顔面痛を身体表現性障害と診断されることが多い。歯学部口腔外科の精神科リエゾン外来で診察した366名に対する調査でも、約70％が身体表現性障害であった[2]。

身体表現性障害のなかでも、「疼痛や違和感などの身体症状を重症・悪性の疾患と考えて、不安感や恐怖感をもつ」心気症、あるいは「疼痛が主症状であるが、それを説明できる明確な身体症状がみつからない」疼痛性障害が該当する。

そのほかには、うつ病でも抑うつ気分や希死念慮のような精神症状以外に、睡眠障害や疲労感、頭痛、肩こり、顔面痛、腰痛などの身体症状が現れることがある。

症例提示：顎関節症との鑑別が必要だった非定型顔面痛の一例

患者：26歳、女性、ピアニスト
主訴：両側側頭部・顎下部痛、首・肩こり、頭痛
既往歴：特記事項なし
現病歴：初診の7ヵ月前に両側側頭部、顎下部に安静時痛を自覚した。発症契機は不明で、痛くて眠れないこともあったという。疼痛部位は日によって異なっていた。6ヵ月前に近在病院脳神経外科を受診し、三叉神経痛の診断で、カルバマゼピンを内服するも聴力の微妙な変化のため中止した。5ヵ月前に近在歯科口腔外科を受診し、顎関節症の診断で筋ストレッチ、ステロイド筋注、スプリント療法を行うもすべて無効だった。かかりつけ歯科医院からの紹介で母親とともに初診来院した。

現症：自力最大開口量は47mmで、開口時に両側咬筋、側頭筋部痛はあるも、閉口状態でも同部の痛みが変化せず、食事時には痛みを感じないということであった。痛みの性状をうまく表現できず、質問するたびに咬筋、側頭筋以外の部位に変化していた。「とにかく痛くてどうしようもない。このままでは生活できない。早く治してほしい」を繰り返し強調した。このように疼痛部位不定、激痛、食事時の疼痛消失な

どから顎関節症や侵害受容性疼痛は否定でき、心因性疼痛の確信を得たため、背景にあるこころの病態を探った。

芸能事務所に所属しているピアニスト兼モデルであり、自分の意思に反した仕事や将来への不安が浮き彫りになった。患者自身にも自覚があり、核心に触れると涙ぐんだ。診断は心因性による非定型顔面痛（疼痛性障害）とした。

病態を説明し、痛くても治そうとしないこと、ステージママの存在も影響していると考え、次回は一人での受診を約束した。1ヵ月後に一人で来院した。2～3日に1時間くらい左咬筋部に自発痛があるが、頻度、強度ともに軽減していた。仕事の翌日やたいへんな仕事の前に痛くなること、母親に対するプレッシャーについて自覚があることも確認できた。

2ヵ月後、精神的不安はかなり少なくなった。ピアノ演奏による肩こりや筋肉痛は区別するように説明した。3ヵ月後、まったく痛みは自覚しなくなり、芸能界で仕事をすることに対する気持ちの整理がつき、自信もついたということであった。不安なときは再診を約束して終診とした。

【参考文献】
1) 矢谷博文，他：一般社団法人 日本顎関節学会 顎関節症の診断基準（DC/TMD）：評価インストゥルメント（日本語版）2016 www.RDC-TMDinternational.org
2) 中久木康一，和気裕之，他：口腔外科における精神科リエゾン診療外来を10年間に受診した患者の臨床統計的検討．日歯心身，27：10-18，2012．

Column 2

歯科心身医学が歯科医療の発展を妨げる？

歯科心身医学は歯科疾患患者の心理面を検討し、対応を考えるのが主な役割である。さらに、歯科的な原因は見いだせず心理面の関与が疑われる症状の検討も求められている。歯科心身医学は、その基盤にある心身医学自体もそうであったが、すべての患者は心身両面から検討されるべきという全人的医療の思想が背景にある。

医療では本来、主治医となる医師が心身両面を考えて診断と治療にあたるべきであり、専門外の難しい面については専門家に相談し、議論する姿

勢が求められる。したがって、この患者は心理面の問題があるから、歯科心身医学の専門家にできるだけ依頼しようという思考は不適切であり、できるだけ心身両面に配慮して一人の主治医が治療にあたるべきである。この議論は心身医学でよくみられるが、医療の発展は心身医学を専門とする臨床家の必要がなくなることなのかもしれない。近年、心身医学という専門領域が発展しているようにみえないことは、かえってよいことなのかもしれないと思うことがある。歯科心身医学も同様の面をもっと考えて、発展を評価する必要があろう。

　もう一つ気になるのは、歯科治療の倫理性である。「義歯にしたが、痛みや咬み合わせなどの症状がよくならない」と訴える患者の診療をしばしば依頼される。患者に聞いてみると、その治療に期待されるよい面ばかり説明され、増悪する可能性や、その治療を受けなかったときに予測される経過について十分説明を受けていないことがある。ある歯科心身医学の議論のなかで「治療に納得しなかったり、精神面の不調を起こしたりするから、歯科治療の心身医学的側面を大事にしましょう」と話した歯科医師がいた。ある治療を行う場合、それを実施したときと実施しなかったとき、それぞれについて、よくなる可能性と悪くなる可能性を説明して、患者の同意を得ることはインフォームド・コンセントの基本であり、歯科心身医学などという領域よりもはるかに医療の前提である。インフォームド・コンセントまで歯科心身医学という特別な医療に含めるなら、歯科心身医学は、かえって本当のインフォームド・コンセントの普及、ひいては適切な医療の妨げになりかねない。

　歯科心身医学に接するたびにかつての心身医学の歴史を思い出し、この領域の発展がかえって適切な医療の発展を妨げないようにする必要があると考えている。

① 感覚の問題

4 口腔乾燥感

和気裕之・宮地英雄

Key words

口腔乾燥感、口腔乾燥症、ドライマウス、シェーグレン症候群
精神科治療薬

はじめに——用語の整理

1.「口が渇く」

一般的に、「口が渇く」という訴えはどのようなときに出てくるのであろうか。炎天下を歩いてきたときには、「ああ～のどが渇いた」などと言うであろう。「口が渇いた」というのは、たとえば大勢の人の前で話さないといけないといったときに、「口が渇いてしゃべりにくい」などのように使われる。

「のどが渇く」は環境の影響に対する生理的な変化として用いられるのに対し、「口が渇く」は、「緊張」のような心理的問題などを含んだ、ちょっと特殊な「病的な身体の反応」を訴える表現というイメージがある。

2.「口腔乾燥感」と「口腔乾燥症」

「口腔乾燥感」は文字どおり、「口の中が渇いた感じ」、すなわち自覚症状全般を指す。この場合、他覚所見の有無は問わない。一方、「口腔乾燥症」は「口腔乾燥感」を呈する「疾患」ということになるが、明確な定義はない。「疾患」とは、所見、治療、経過などに共通性のある一群として考えられるものなので、「口腔乾燥症」を「疾患名」とするからには、他覚所見があるものを指すことになる。

「他覚的に口腔の乾燥を呈する」状態について、その原因はいくつか考えられるが、それは後述するとして、この状態になる疾患、病態はいくつか知られている。つまり、「口腔乾燥症」という用語を使うのであれば、それは「疾患群」であること、そしてある疾患の一症状である可能性があること、原因が特定できる可能性と特定しにくい可能性があることを念頭において使うべきである。

3.「ドライマウス」の混乱

近年、「ドライマウス」という用語が使われてきている。もともとは「症状」を指していたようであるが、医学用語としてだけでなく、一般社会でも

使われるようになり、「疾患」を指す場合も混在するようになったようである。

2008年に日本口腔粘膜学会（当時：現・日本口腔内科学会）が「口腔乾燥症（ドライマウス）の分類」を提案している[1]。この提案では、各分類項目に説明を加えて示している。「口腔の乾燥」という視点から原因を特定すべき疾患群や病態を整理したという意義はあろう。

しかし、「口腔乾燥感」を訴える患者に対して「口腔乾燥症」という名称を付した段階で原因を検索しなくなってしまう可能性や、さまざまな病態が混在しているケースが存在することの検討がおろそかになる等の問題がある。また、「ドライマウス」という用語が「症状名」でも「疾患名」でも通用していることは、臨床でも、一般人の理解においても混乱の原因となっていることを指摘したい。

口腔乾燥感を訴える疾患

1．唾液分泌の低下

「口腔乾燥感」を訴える疾患といえば、まず唾液の分泌が低下している状態を考えなければならない。考えられる状態、病態、疾患を**表1**に列挙する。病的な問題か否か（生理的な問題か）、唾液腺を中心とした局所的な問題か全身的な問題（身体疾患）か、外因の要素はないか、器質的な障害が同定しにくい問題（機能性）を検討しなければならないか、さらにそれらの問題が複数で生じていないか（たとえば「高齢者」が「薬剤を使用」している場合などは少なくないはずである）というように、複数の要素について検討しなければならない。

2．「口腔乾燥感」の特徴と考えるべき病態

「口腔乾燥感」は、前述のとおり自覚症状であり、他覚所見の有無を問わない。したがって「口腔乾燥感」を訴

表❶　唾液の分泌が低下する病態・疾患

原因	病態・疾患
生理的	加齢、口呼吸（蒸発性）
局所性	唾石、唾液腺炎、唾液腺腫瘍、慢性硬化、（先天性）腺萎縮
外因性	薬剤、放射線、アルコール過飲、喫煙
全身疾患	シェーグレン症候群、糖尿病、発汗過多、脱水症、下痢、尿崩症、尿毒症、悪性貧血、鉄欠乏性貧血、サルコイドーシス、甲状腺機能亢進症、悪性リンパ腫
機能性	神経障害性（脳器質性、顔面神経）、心理的精神的な問題の影響

えるときには、実際に唾液の分泌量が減少している場合と、唾液の分泌量は正常範囲内であるが、「何らかの問題」の影響で口の中が渇いている感覚をもつ場合があることを念頭におくべきである。

唾液量が正常範囲内でも口腔乾燥感を呈する可能性がある病態として、唾液を過剰に飲み込む、吸い込みが強く口腔内が陰圧になって唾液が少なくなる、緊張感が強く交感神経系が優位になることによる唾液の粘液性傾向、口腔内の保湿度の局在性、などが考えられる。

口腔乾燥感に対する診察と検査

「口腔乾燥感」の評価は、前述のとおり複雑である。それらを鑑別する診察、検査としては、「問診」、「全身的検査」、「唾液・保湿度の検査」、「精神面の評価」がある。

1．問診

診断、対応の第一歩は、問診による患者背景の整理である。性別年齢は言うまでもないが、経過、既往歴、治療歴、薬歴などを聞いて整理することによって、加齢によるもの、シェーグレン症候群やサルコイドーシス、悪性リンパ腫などの疾患によるもの、放射線や薬剤、移植などの外因によるものなど、多くの原因の絞り込みができる。

口腔乾燥感の訴えでは、性状やその感覚を呈するときの状況、他に併行して認める症状などを聞く。性状としては、「実際に口の中がカラカラである」というものや、「つばは出るが、ネバネバ、ドロドロした液である」というものなどがある。また、いわゆる、舌痛症や口腔内灼熱感症候群（Burning mouth syndrome）の症状を併せて訴えることもある（第Ⅱ章1-2「舌痛・口腔灼熱感」、第Ⅱ章1-7「口腔内の異常感覚」参照）。感覚がよくなる、あるいは悪くなる状況や時間帯などを合わせて聞くことは、疼痛などの他の感覚の問診と同様である。

2．全身的検査

炎症や血糖値の異常、電解質異常などは血液検査で診断できる。ただし、炎症が軽度だと、数値で明確に異常が出ない場合もある。また、血糖値や電解質などは、食事などの条件によって数値が変動する。全身的な疾患の検索は、当該身体科との連携が必要になる。連携の際には当然ながら、どのような病態、疾患が考えられるかという検討は行っておくべきである。

3．唾液腺・唾液・保湿度の検査

「口腔乾燥感」は、前述のとおり、他覚所見の有無を問わない。しかし、対処を検討する際には、実際に乾燥している場合と、唾液が出ているのに乾燥している感覚をもっている場合に分

ける必要がある。唾液の分泌量の測定法には、吐唾法やガムテスト、Saxonテストがある。吐唾法は安静時の唾液分泌を、ガムテストはガムやパラフィンなどを咀嚼することでの刺激によって分泌される唾液量を、Saxonテストではガーゼを咬む刺激時に分泌される総唾液量をそれぞれ測定する。

日本口腔内科学会の分類[1]では、「唾液分泌量の減少」を「ガムテストにて10分間で10mL以下、Saxonテストにて2分間で2g以下、安静時唾液量にて15分間で1.5mL以下の、少なくともいずれかに該当するもの」としている。さらに、「唾液腺機能低下」は「唾液腺シンチグラフィーにて機能低下を認めるもの」とされている。

また、唾液の分泌量が正常範囲内であっても、口腔内粘膜の水分保持の状態、すなわち保湿が悪かったり、保湿に偏りがある場合には口腔乾燥感を呈すると言われている[2]。口腔内の保湿状態の測定には、口腔水分計（ムーカス®）などが用いられる。

4．精神的問題への評価

さまざまな身体疾患や症状において、とくに機能性の問題が想定される状態では、さまざまな形で心理的、精神的問題が関与し得る。口腔乾燥感においても、前述した各種検査と同時に精神的な評価が行われるべきである。基本的には問診にて、症状による日常生活上の問題点を聴取する。口腔乾燥感による生活への支障、つまり食事や睡眠、仕事、学業、趣味などといった実際的なものから、可能であれば意欲や食欲といった感情面の評価を行う。

心理面の評価としての検査には、自己記入式質問票などがある。前述のような説明を行ったうえで施行してもよいが、あくまでも参考程度とすべきである（コラム6「自己記入式質問票」P.134参照）。

口腔乾燥感とこころの病気との関係

日本口腔内科学会が提案している「口腔乾燥症（ドライマウス）の分類」[1]において、「心因性」のものは、以下のように捉えられている。「心因性の場合は歯科心身症と診断し、口腔乾燥症には含めないこととする。なお、『心因性の場合』とは、自覚的口腔乾燥症状はあるが、他覚的口腔乾燥症状と唾液分泌量の減少がない場合をいう」。つまり、この分類では「『心因性』のものは『口腔乾燥症』には含めない」となっており、「こころの病気」との関連でいえば、「口腔乾燥症」は考えなくてよいこととなる。

「口腔乾燥感」において「こころの問題」を考えるならば、感覚一般における問題と同じように考えられる。すなわち、呈している感覚異常が「ここ

ろの問題」を引き起こす場合と、「こころの問題」が感覚異常を引き起こしている場合を考える。前者は、症状そのものや、症状が引き起こす生活の支障によるつらさなどから「こころの問題」が強まることが考えられる。後者では、精神疾患の影響による感覚異常を考え、身体疾患に併発した精神疾患や統合失調症の身体型妄想（第Ⅰ章4-2「セネストパチー」他参照）、気分障害における感覚の変動（第Ⅰ章3「気分障害」参照）、神経症圏の感覚異常（第Ⅰ章2-1「身体表現性障害圏」他参照）などとの関連が考えられる。

唾液関連の各検査にて得られた「所見」と、呈している「感覚」に乖離が生じている場合は「こころの問題」を考え得るが、乖離していることをどう評価するのか、また「こころの問題」に絞りすぎても誤診に繋がる可能性がある、などといったことが課題となる。

口腔乾燥感 に対する治療方法

原因が明確にある場合には、その原因に対処する。その際も、原因は一つとは限らないと考えるべきである。前述したように、このような感覚や機能の問題がある場合には、複数の問題が絡んでいることもしばしばある。そのため、この対応をすれば必ずよくなるといった説明はしないほうがよい。

緊張を和らげるため、また精神疾患の治療に対して抗不安薬などの精神科治療薬を使うこともあるかもしれないが、このような薬剤自体が口腔乾燥感の原因にもなり得るため、注意を要する。日常生活のなかで、乾燥感を和らげる行動を指導してよいが、やりすぎない、頼りすぎないように話し合いながら、前述の病態や緊張感などが感覚を生じさせる可能性を説明したうえで、生活のリズムや環境を修正していく。

症例提示

患者：63歳の男性
主訴：口の中が渇いて、しゃべりにくい
現病歴：X-1年秋頃、感冒に罹患したあとから、口の渇きを自覚するようになった。初めは飲水にて改善すると思っていたが、X年1月頃から水を飲んでもすぐ渇くように感じるようになった。X年4月近歯科で相談したところ、歯科大学病院を紹介され、X年5月に受診（口腔外科のリエゾン外来）した。
生活歴：大学卒。卒後から配送会社の配送員。52歳時から同社の事務職。62歳で定年。結婚し挙子2名。子どもは独立し、現在は妻と2人暮らし。
既往歴：高脂血症（58歳時～）：薬剤内服。
現症：口腔内には、あきらかなう蝕、

炎症所見などはない。ガムテスト、Saxon テストが施行され、ともに唾液分泌量は問題ないと判定された。生活状況を聞くと、定年になって睡眠、食事は何とか規則的にしているものの、とくにやりたいこともなく、家にこもりがちになってしまったという。テレビを見ていてもつまらなく、最近は口の渇きのことばかりが気になってしまい、鏡で口の中を1日中眺め、時に舌が固くなるのを自覚する日もあるという。

説明・経過：検査の結果を説明し、刺激による唾液分泌は、今回の検査では問題がないこと、また加齢、薬剤、不規則な生活リズム、緊張やストレスで、安静時の唾液が変化することがあり得ることなどを話し合った。本人は生活リズムの見直しと、定年後にやりたかったことを思い出し、やってみようということになった。緊張やストレスなどに対して、精神科を受診して評価を行うことを提案したが、本人の希望もあり、まずは生活を見直してみて、改善がなければ再相談することになった。約1ヵ月ごとに受診してもらっているが、1年後の現在は改善傾向にある。

【参考文献】
1) 中村誠司：ドライマウスの分類と診断．日本口腔外科学会雑誌，55（4）：169-174，2009．
2) 安細敏弘，柿木保明（編著）：今日からはじめる！ 口腔乾燥症の臨床 この主訴にこのアプローチ，医歯薬出版，2008．

Column 3

「特発性」と「心因性」と「原因不明」

「特発性」とは、その疾患の原因が不明であることをいう。医科の病名では、「特発性血小板減少性紫斑病」、「特発性拡張型心筋症」、「特発性間質性肺炎」、「特発性難聴」、「特発性過眠症」などが浮かぶ。一方、歯科領域では、書物によっても異なるが、「特発性舌痛症」、「特発性味覚障害」、「特発性三叉神経痛」、「特発性顔面神経麻痺」、「特発性オーラルジスキネジア」、「特発性歯肉増殖症」などの用語があるのを見つけた。

「特発性」の用い方は医科と歯科で若干異なるようである。第一に医科では、特発性の下にある病名は、明確な身体病変や他覚所見をもっている。

難聴や過眠症などは自覚症状に近い面もあるが、誘発電位や脳波所見などが、除外診断ではなく、積極的な診断に有用である。歯科領域では、「特発性舌痛症」、「特発性味覚障害」などのように、「自覚症状」と「身体病変や他覚所見のような異常所見の否定（他の疾患の除外）」によって診断されるものにこの「特発性」が冠される。

第二に、医科では三叉神経痛、顔面神経麻痺などに特発性を冠した書物は少ないように思う。おそらくは病因が、「原因不明」というよりは、病変部位や機序がわかっていると理解されているからであろう。

第三に、筆者の単なる印象であるが、歯科医は「特発性〇〇」と診断すると、原因不明の疾患という理解よりも、診断がついたかのような錯覚に陥ることがあるように思う。それは、他覚所見のない症状に「特発性」を冠したときに顕著であり、また診断がついたと考えることにより、他の疾患の鑑別が軽んじられたり、経過中に現れる病因に関係する可能性のある身体面の変化に気づきにくくなったりしているように思うこともある。

本書の編集中に、「特発性」が「心因性」と同義に扱われたり、「特発性〇〇」という疾患の治療に「心理面への配慮」が登場したりする原稿がいくつかあって、「特発性」という用語が気になった。「特発性」に対するこのような解釈は医科領域では行われない。「特発性」は歯科領域では医科とかなり異なる使われ方をしているのかもしれない。

さらに「心因性」という用語にも、「心因」が症状発現に何らかの寄与をしていることが十分に検討されていないまま、そして「心因」がしっかり特定されないまま使われる、などの問題があるため、筆者は用いないほうがよいと考えている。

「特発性」について、少なくとも、以下の点が考慮されないと、適切な疾患分類や心理面への配慮に繋がらないのではないだろうか。

① 「特発性」を冠する病名は、異常な他覚所見や検査所見を有するものに限定する。
② 「特発性」は「原因不明」を意味し、心理面の関与は診断に関係しない。一方、治療では適切な心理面への配慮を要する場合があり、症例ごとに検討する。

1 感覚の問題

5 味覚の異常

福島洋介

Key words

味覚障害、亜鉛欠乏症、特発性味覚障害、心因性味覚障害

味覚異常を訴える疾患

1．味覚と味覚障害

　味覚を感知する味蕾は、舌にある4種類の乳頭（糸状乳頭、茸状乳頭、葉状乳頭、有郭乳頭）に多くあるが、軟口蓋、咽頭部、喉頭部にも少数存在し、その数は約9,000個といわれている。味蕾のなかには40～70個の細長い味細胞と基底細胞がある。唾液に溶解した味物質が味細胞を刺激し、その興奮が鼓索神経・舌咽神経を介して中枢に送られ、延髄孤束核、橋部味覚野、視床後腹内側核でニューロンを変えて大脳皮質体性感覚野と大脳皮質弁蓋部に投射されるというメカニズムによって味覚は生じる。

　味覚は元来、4味（甘味、塩味、酸味、苦味）の存在がいわれていたが、最近になりグルタミン酸などが引き起こす「うま味」を加えた5味が基本味となった。しかしながら、食べ物を食する際に感じる味は、単に味覚のみでなく、食物の物理的性状や温度覚、触覚に加え、嗅覚や視覚にも影響を受ける。

　味覚障害とは、何らかの障害によって味覚の減退や消失に加え、何も口にしていなくても味がする、本来の食べ物と異なった味がするなどといった、味覚に関する異常な症状をいう。

2．味覚障害の症状分類

　味覚障害は症状によって分類されているが、詳細な分類が困難な症例も少なくない。

①味覚減退、無味症：味がわかりにくくなる、まったく味がわからなくなる。

②自発性異常味覚：何も口に入れていないのに不快な味がする。

③解離性味覚障害：ある1つ（もしくは複数）の味覚のみがわからなくなる。甘味がわからなくなることが多い。苦みなどが強調されることもある。

④異味症、悪味症：本来の味と違った味がする、何を食べても嫌な味がする。

3．味覚障害の原因

　味覚障害の主な原因として以下のものが挙げられているが、複数の原因が

併存することも少なくない。たとえば、全身疾患の治療のために味覚障害を引き起こす可能性のある薬物を服用している場合などは、どちらが原因か確定することが困難となる。

1）亜鉛欠乏性

亜鉛は生体内で300種類以上の多彩な生理作用を有する。舌の上皮細胞には亜鉛が豊富で、とくに味蕾内にはアルカリフォスファターゼや酸フォスファターゼなど、亜鉛酵素が多く含まれている。亜鉛が欠乏すると、舌においては味蕾細胞の細胞周期の延長や再生の遅延、味蕾の形態変化が生じることにより味覚障害が惹起される。2016年、「亜鉛欠乏症の診断指針」[1]において亜鉛欠乏症の診断基準が示された。血清亜鉛値に関しては、60μg/dL未満を亜鉛欠乏症、60〜80μg/dLを潜在性亜鉛欠乏症と定義されている。

2）特発性

さまざまな検査を行っても原因が確定できないものを特発性味覚障害という。諸家の報告によると、味覚障害の20％前後がこれにあたる。特発性味覚障害の本体は潜在性亜鉛欠乏症ではないかとの報告もある。

亜鉛治療の有効性において、原因が不明で血清亜鉛値が80μg/dL以上の特発性と亜鉛欠乏性との比較で同等であったとの報告[3]もある。この要因として血清亜鉛値は日内変動が大きく、また血中濃度が局所での血清亜鉛値を反映していないため、局所での血清亜鉛値を正しく評価することが困難であることによる。

3）薬剤性

薬物性味覚障害の発生機序としては、①唾液分泌の低下、②口内炎による粘膜障害、③薬剤の神経毒性、④味細胞における味刺激時の興奮性の低下、⑤味細胞の再生能力の低下、⑥亜鉛とのキレート形成による亜鉛排泄亢進から生じる体内の亜鉛低下、などが考えられている。また、薬物性障害として味覚に特異な症状には、薬剤による苦味もある。

厚生労働省ホームページ「重篤副作用疾患別対応マニュアル—薬物性味覚障害」[2]には、添付文書に味覚障害、味覚異常の記載がある薬剤200種類以上が記載されている。一方、添付文書に記載がない薬剤でも味覚障害は起こり得ることに留意して、容易に薬剤性を否定しないことも重要である。

4）全身性

全身疾患により生じる味覚障害の代表的なものに糖尿病がある。発生機序として、①血清亜鉛値の低下、②口腔内環境の変化、③神経障害、④食事内容の影響などが考えられる。

ほかの全身性味覚障害として、消化管疾患、肝・腎疾患（透析）、悪性腫瘍などがある。

5）口腔疾患

口腔内の観察も重要である。口腔疾患で最も多いのは口腔乾燥であり、唾液分泌量が低下（第Ⅱ章1-4「口腔乾燥感」参照）すると味物質がうまく溶解することができず、受容体との結合が阻害される。その他、口腔カンジダ症や鉄欠乏、ビタミン B_{12} 不足による舌炎、白苔など、口腔、舌の異常所見を観察する必要がある。

6）嗅覚障害（風味障害）

食べ物を味わう際には、味覚のみでなく、嗅覚やその他多くの感覚がかかわっており、嗅覚障害が起こると、約半数が味覚の異常を訴えるといわれている。味覚と嗅覚の両感覚に共通する脳の部分として眼窩前頭皮質があるが、この部分で味覚、嗅覚を含めてさまざまな感覚が統合されるため、嗅覚障害患者における味覚の異常は、同部での統合異常による障害と推測されている。

風味障害は感冒罹患後に発症することが多いが、頭部外傷後に突然発症する症例もある。

7）心因性

味覚受容器障害や神経伝導路障害を認めず、心因的要因が強く関与しているものをいう。精神的な問題は、さまざまな感覚に影響を及ぼす。それは、おいしさといった味覚に対しても同様である。味覚低下のほか、異味症、自発性異常味覚などさまざまな症状として現れる。

うつ病（第Ⅰ章3「気分障害圏」参照）、神経症（第Ⅰ章2-3「神経症性障害」参照）、転換性障害（第Ⅰ章2-2「転換性障害・虚偽性障害・詐病」参照）などの一症状として出現することがあるが、近年、高齢社会が進むにつれて老年期の精神的問題に付随した症状としての味覚障害も年々増加傾向にあるといわれている。味覚障害の5～30％程度が心因性味覚障害といわれている。

8）神経性

中耳手術、扁桃摘出術、抜歯処置などの手術によるものや、外傷および腫瘍などによって生じた顔面神経麻痺など、味覚に関与する神経障害による味覚障害をいう。

味覚異常に対する診察と検査

1．問診・視診

味覚異常の診断には問診が重要である。薬剤の服用状況や全身疾患の有無に加え、手術歴や最近の感冒罹患、栄養状態などについても聴取する必要がある。視診にあたっては、口腔内の乾燥状態や舌炎、舌苔の付着の有無、舌乳頭の萎縮の有無などを確認する。その場合にマイクロスコープなどを使用する場合もある。

2．血液検査

血液検査としては通常の血算および生化学に加え、亜鉛、血清鉄、血清銅、ビタミンB群などを測定する。血清亜鉛値は日内変動があり、食事の摂取時間などに影響を受けるため、できる限り採血時間を空腹の午前中など、一定にする工夫が必要である。

3．味覚機能検査

味覚機能検査を行うが、現在のところ電気味覚検査と濾紙ディスク味覚検査が保険適用となっている。測定部位は両側の鼓索、舌咽、大錐体神経支配領域の6部位で、それらによって障害部位および原因疾患を推察する。電気味覚検査は弱い電流を流すと、金属を舐めた味がすることを利用したものである。主に味覚伝導路障害に対する傷害の有無やその程度判定などに役立つ。定量性に優れ、検査時間が短いなどの利点はあるが、金属味であることから本来の味覚と異なることや、30dB以上の強い電流では、三叉神経刺激との区別が困難などの問題点がある。濾紙ディスク味覚検査ではテーストディスク®（三和化学）が用いられている。甘味、塩味、酸味、苦味の4味が5段階の濃度で判定できる。味質の測定順序は甘味、塩味、酸味のどの味質から開始してもよいが、苦味を最後とすることとなっている。正常者の1〜2割の者が偽陽性と判定されるので、味覚障害の診断は慎重に行う必要がある。問題点としては、電気味覚検査と比較して時間がかかることであるが、簡易的に舌前方の片側で苦味以外の2番目の薄い濃度から行う方法がある。

4．心理テスト

心因性味覚障害を診断する補助としていくつかの心理テストが行われている。CMI（Cornell Medical Index）やSDS（Self-rating Depression Scale）などが用いられる（コラム6「自己記入式質問票」P.134参照）。

5．その他

唾液分泌量測定方法としてガムテストや吐唾法などが行われる。

「身体的原因の見いだせない味覚異常」とは

前述したように、原因不明の味覚障害である特発性と心因性をいう。

「身体的原因の見いだせない味覚異常」に対する治療方法

血清亜鉛値が正常であっても身体的原因の見いだせない味覚異常に対しては、亜鉛欠乏症に対する治療と同様に、亜鉛製剤内服療法が長く第一選択とされてきた。治療薬としては亜鉛含有胃潰瘍治療薬であるポラプレジンク（プロマック®）が用いられる。2011年より味覚障害に対して保険審査上の使用

が認められており、3～6ヵ月程度の使用によって効果判定がなされる。

2017年3月からは、低亜鉛血症の病名にてノベルジン®が処方可能となった。本薬剤は1日2錠内服にて亜鉛50mgが摂取可能なため、亜鉛欠乏性味覚障害においてその効果が期待される。しかしながら、特発性味覚障害に対しては、亜鉛投与で十分な効果が得られないとの報告もあり、坂田ら[4]はロフラゼパム酸エチル（メイラックス®）の使用により、一定の改善率（54％）が得られたとしている。

これらによっても効果がみられない場合には漢方薬も適応となる。さまざまな漢方薬が用いられているが、歯科関係薬剤点数表に収載のある漢方薬は7種類である。そのうち、半夏瀉心湯は適応病名として口内炎があり、比較的多く使用される漢方薬の一つで、とくに口の中に苦みが生じる自発性異味覚などに用いられる。

心因性の味覚障害に対しては、抗不安薬や抗うつ薬、SSRI（Selective Serotonin Reuptake Inhibitors）、SNRI（Serotonin & Norepinephrine Reuptake Inhibitors）などが使用されている。食欲低下を伴う症例に対しては、消化潰瘍治療薬としての効能もあるスルピリドが使用されることもある。心因性味覚障害の症状は味覚低下以外に、自発性異常味覚や異味症、悪味症など多彩である。心因性味覚障害は早期の心理療法が奏効する場合もあるため、心療内科や精神科へのコンサルトも検討する必要がある。

「心因性の味覚異常」とこころの病気との関係

前述したように、心因的要因が強く関与している味覚障害で、うつ病、神経症、転換性障害などの1症状として捉えられている。心因性味覚異常の特徴として、自覚症状の程度と検査結果に乖離がみられることや、訴えが変動することが挙げられている。前田ら[5]は、特発性・亜鉛欠乏性や薬剤性と比較し、心因性では神経症、抑うつ状態の割合が多く、舌痛や異味症・自発性異常味覚の合併率が高かったと報告している。

【参考文献】
1) 児玉浩子，他：亜鉛欠乏症の診療指針．日本臨床栄養学会誌．38：104-148，2016．
2) 重篤副作用疾患別対応マニュアル 薬物性味覚障害 平成23年3月 厚生労働省
3) 冨田 寛：味覚障害の全貌．診断と治療社，東京，2011：192-200，308-311．
4) 坂田健一郎，他：心因性と特発性の味覚障害患者に対するロフラゼプ酸エチルの効果．日本歯科心身医学会誌．2：60-64，2014．
5) 前田英美，他：心因性味覚障害298例の臨床検討．口咽科．29：237-243，2016．

1 感覚の問題

6 咬合異常感

和気裕之・和気 創

Key words
咬合異常感、咬合感覚異常症、Phantom bite syndrome、咬合違和感症候群、身体表現性障害、認知行動療法

咬合異常感を訴える疾患

咬合の異常感では、「咬み合わせがおかしい」などと訴える。このような訴えを呈する疾患としては、①歯・歯列に問題がある場合：う蝕、根尖性歯周炎、歯周病、歯牙破折、充填物や補綴装置の不適合、②口腔周囲の組織に問題がある場合：顎関節や咀嚼筋の異常、腫瘍、炎症、神経疾患、外傷のほか、③感覚の異常を呈する場合が考えられる。それには薬剤の影響によるものや、こころの問題（精神疾患）などが考えられる。

咬合異常感の診察と検査

咬合異常の診察は、歯、歯列、咬合、口腔粘膜、顎顔面頸部等の視診と触診を行い、検査は咬合紙やワックスによる検査、引き抜き試験、咬合検査機器、顎機能検査、画像検査などがある。

一方、咬合異常感は客観的な評価法がないが、近年、脳機能検査から咬合感覚と関係する脳の特定部位（前頭前野）が報告[1]されており、将来、客観的評価が可能になるかもしれない。

心理的な咬合異常感とは

執拗に咬合異常感を訴えるが、それに見合うあきらかな所見がみつからない病態は、Phantom bite syndrome、Occlusal Dysesthesia、咬合感覚異常症、そして咬合違和感症候群（狭義）などが報告されてきた[2]。

これらはまったく同一の病態に対する呼称ではないが、主症状は、上下の歯（充填物・補綴装置を含む）の接触時の異常感と上下歯列の不安定感や、「どこで噛んだらよいかわからない」などである。また、全身に及ぶ不定愁訴（頭痛、肩こり、めまい感など）を有する場合もある。システマティックレビューでは、患者の平均年齢は51.7±10.6歳、男女比は1：5.1、平均病悩期間は6.3±7.5年、そして精神障害を伴うことがあるとされている[3]。

Ⅱ　こころの病気を考慮すべき口腔関連症状と歯科治療

表❶　咬合感覚異常症の2軸診断[4]

Ⅰ軸：身体軸	異常の有無	Ⅱ軸：心理社会軸	有無
1. 歯・歯周組織、咬合状態	有・無・不明	1. 精神疾患	有・無・不明
2. 人工物（充塡物・補綴装置等）	有・無・不明	2. 不安症状・抑うつ症状	有・無・不明
3. 顎関節、咀嚼筋	有・無・不明	3. ストレス	有・無・不明
4. 腫瘍、外傷、他	有・無・不明	4. 性格（心気、強迫、他）の問題	有・無・不明
5. あきらかな異常なし	無・不明	5. 不良な患者-医師関係	有・無・不明

（和気裕之・2017）

表❷　咬合感覚異常症の診断法

身体軸と心理社会軸の2軸で評価を行ったのち、以下のように診断する（表1）[4]。

a．身体軸のいずれかの異常が認められ、かつ心理社会軸のいずれもないケースは、身体軸の要因による咬合異常感の可能性が高い。**すなわち咬合感覚異常症ではない。**

b．身体軸の5．「あきらかな異常なし」に該当し、かつ心理社会軸のいずれかが認められるケースは**咬合感覚異常症の可能性が高い。**

c．身体軸と心理社会軸のいずれも異常があるケースでは、歯科医は存在する身体軸の問題が、日常臨床で同程度の所見があるときに多くの患者が訴えるより、はるかに重度の咬合異常感を認めた場合に**咬合感覚異常症を疑う。**

その他：身体軸と心理社会軸のいずれも異常がみつからないケースは、その時点では原因不明であるが、歯科の高次医療機関や精神科などで診察を行うことで異常が発見される可能性がある。

　現在のところ、前述の病態はWHOによる疾患分類に含まれておらず、根拠のある診断基準もない。しかしながら、「自発性あるいは誘発性を問わない不快な異常感覚」はDysesthesia（国際疼痛学会・2011）と定義されており、また、Occlusal Dysesthesia（咬合感覚異常症）が国際的には多く用いられている。

　そこで本項では、「執拗に咬合異常感を訴えるが、診察と検査からあきらかな他覚所見が認められないもの、および他覚所見は存在するが、それでは十分に咬合異常感を説明できない病態」を咬合感覚異常症として用いる（表1、2）。

心理的な咬合異常感（咬合感覚異常症）の治療法

治療は、以下のように行う。

1. 医療面接

　傾聴・受容・共感の姿勢を示し、ラポールの形成を図る。できるかぎり病歴を聞く。

2．疾病教育

診察と検査であきらかな異常がないことを説明する。また、咬合調整などの治療では改善しないこと、ドクターショッピングは時間と治療費の無駄になることを伝える。そして、「脳の感覚が敏感になった状態」である旨を説明する。しかし、患者は咬合異常以外の原因を認めず、執拗に咬合治療を求めることが多い。その場合は、時間をかけて繰り返し説明し、また、家族の協力を得る。

3．支持的精神療法

病歴の聴取や毎回の診察時に、傾聴・受容・共感・支持・保証を行う。

4．認知行動療法的対応

本疾患は心気症患者の特徴があり、その管理法を応用することができる[5]。心気症の特徴とは、①症状に対して注意を頻繁に向ければ向けるほど、症状が強まる。②以前は意識していなかった既存の感覚にも気づくようになり、自分は病気であるという事実のさらなる証拠となる。③不安の高まりが自律神経系の覚醒に起因する一連の症状をもたらし、新たな症状が疑わしい病気が進行していることの証拠を与える。④以上の結果、自分は病気だという信念と恐怖が確固としたものとなり、そのサイクルが持続する。

したがって、治療目標は身体症状を完全になくすことではなく、症状を最低限に抑え、うまく対処できるようになること、そして、日常生活機能の障害を軽減させることである。

具体的な管理法は、健康に関連した思い込みを変化させる、リラクセイション法の指導、意識を向ける対象を感覚や心配から他へ変える、健康に関する信念と思考を変える、症状を悪化させるものを特定して変化させる、より多くの安心を求める行動などを変化させる、不安の低減と抑うつ気分の改善を行うなどである[5]。

5．薬物療法

抗うつ薬では三環系抗うつ薬（アミトリプチリン）やSNRI（ミルナシプラン）が、抗精神病薬ではドパミン系に作用する薬剤（ピモジド）が、また抗てんかん薬ではベンゾジアゼピン系抗てんかん薬（クロナゼパム）などが奏効した報告があるが、あきらかな有用性は確認されていない。以上の薬剤が必要と考えた場合は、医科との連携が望ましい。

6．その他

スタビライゼーションスプリント、TCHの是正指導、舌のNポジション指導などがある。

7．医療連携

対応が困難と考えた場合は、不可逆的な処置は行わず高次医療機関へ紹介する。また、精神科などへ通院中の場合は診療情報提供書を作成して、「患

者は咬合異常感を執拗に訴えているが、あきらかな器質的な異常がなく、感覚異常の可能性が高いので診察をお願いしたい」旨を記載する。そのとき、歯科での診察を継続することも併記する。精神科などへ通院していない場合は依頼が難しいため、疲労感や不眠などの症状を取り上げてかかりつけ医へ紹介して連携を図る。

心理的な咬合異常感と精神疾患との関係

1. 咬合感覚異常（症）と精神疾患

これまで単一症状性心気妄想病や強迫、また、身体表現性障害（第Ⅰ章2-1「身体表現性障害」参照）、気分障害（第Ⅰ章3「気分障害圏」参照）、不安障害、パーソナリティ障害（第Ⅰ章6-1「パーソナリティ障害」参照）、妄想性障害、統合失調症（第Ⅰ章4-1「統合失調症」参照）などとの関係が問題にされてきた[3]。そして、精神科医による診断では、75％に精神障害が認められ、その約2/3が身体表現性障害（主に心気症）で、そのほかは気分障害（主にうつ病）、不安障害、妄想性障害などに該当すると報告されている[6]。

2. 咬合感覚異常（症）と神経系

咬合異常感は、歯根膜、顎関節および咀嚼筋などの末梢感覚受容器からの刺激入力系に歪みが生じ、末梢から高次中枢までの情報伝達系や中枢での情報処理機構の障害が原因であるという考え方がある。その一方、咬合感覚異常者と正常者では厚み識別能や下顎位再現性に差がないことから、口腔運動感覚能力の異常が原因とはいえないとする考えもある。

また、咬合異常感は身体表現性障害（圏）の病態を捉えるためのフィルターモデルで説明できるとの意見がある[7]。末梢から高次脳に向かう神経系には、身体情報の取捨選択を行うフィルターが存在し、この機能が低下すると、不要な情報が知覚にのぼってしまい、口腔内の微妙な変化に患者の注意が向いてしまうとされている。そして、人工的に咬合違和感を創出して行う脳機能検査で、前頭前野の血流量が増加していることから、末梢からの刺激を前頭前野で抑制している可能性が推測されている[1]。

さらに、身体違和感は大脳辺縁系の側坐核でドパミンが低下すると発生すると考えられている。これまで、咬合異常感を有する患者にピモジドが奏効したとの報告があるが、ピモジドはドパミン作動性神経を脱抑制することでドパミンが増加し、その結果、症状が軽減したことが推測される。また、抗うつ薬も側坐核におけるドパミンの伝達強化作用があることから、咬合異常感に影響を及ぼす可能性がある。

以上から、咬合感覚異常症は精神障害では身体表現性障害圏、気分障害、妄想性障害などとの関係が、また神経系ではより中枢神経系の要因が大きいと考えられ、大脳辺縁系や前頭前野などが関与していると推測される。

症例提示

患者：52歳、女性、主婦
主訴：歯が当たりすぎて辛い
現病歴：X-3年に症状のなかったう蝕の治療で銀歯を被せてから、上下の歯の当たりが悪くなり、その後、5ヵ所の歯科医院で治療を受けたが改善しない。いつも口のことを考えており、イライラしている。どこでも治らないことで憂うつになる。
既往歴、医科の治療中の疾患・服用薬、ストレス：約4年前からうつ状態で、精神科で投薬（デプロメール®、ソラナックス®、マイスリー®）を受けている。ストレスは家族との関係と歯の感覚が不快なこと。
診察・検査：歯、咬合、そのほか顎口腔領域にあきらかな異常はない。
診断：咬合感覚異常症……2軸診断（Ⅰ軸：5［あきらかな異常・無］、Ⅱ軸：1［精神疾患・有］、2［不安症状・抑うつ症状・有］、3［ストレス・有］）。表1参照。
治療経過：初診時から認知行動療法的対応、TCH是正指導、スプリント療法および精神科（診断：心気症）との連携を行い、症状が緩解したX+1.5年からは3～4ヵ月ごとに診察を行っている。X+12年の現在、症状には波があるが、強いときでも初診時の30～40％（VAS）になり、寄り添う治療を続けている。

参考文献

1) Ono Y, et al.：Prefrontal hemodynamic changes associated with subjective sense of occlusal discomfort. BioMed Research International,Article ID 395705, 2015.
2) 玉置勝司，他：咬合違和感症候群．日補綴会誌，5：369-386，2013.
3) Hara E S, et al.：Occlusal dysesthesia：a qualitative systematic review of the epidemiology, aetiology and management. Journal of Oral Rehabilitation, 39(8)：630-638, 2012.
4) 和気裕之，宮地英雄，他：咬合異常感はどう管理するべきか——患者の捉え方と臨床. Dental Diamond, 42(11)：168-176, 2017.
5) 上島国利，宮岡 等：心身医療のための認知行動療法ハンドブック．村松芳幸（監），松村公美子（監・著），新興医学出版社，東京，2014：1-93.
6) 宮地英雄，他：咬み合わせの異常感を訴える症例の精神医学的検討．神奈川県精神医学会誌，57：19-26, 2008.
7) Rief W, et al.：Psychobiological perspectives on somatoform disorders. Psychoneuroendocrinology, 30(10)：996-1002, 2005.

1 感覚の問題

7 口腔内の異常感覚

福島洋介

Key words

口腔異常感症、口腔内セネストパチー、口腔内灼熱症候群、心気症

口腔内の異常感覚と「口腔異常感症」

ここまで（第Ⅱ章1-1～1-6）、口腔内や口腔周囲の感覚の問題で頻度が多く、特徴のあるものをまとめてきた。しかし、歯科臨床においては、あきらかな歯や舌の痛み、味覚の異常、咬合の違和感などには当てはまらない、口腔内の異常な感覚を訴えて受診するケースも見受けられる。たとえば、通常では感じることがないような「何か」が動いている、流れてくる、出てくるといった感覚を訴えるケース、あるいは「どう表現してよいかわからない」といって、詳しく聴いても状態がはっきりしないが、本人にとっては口の中で何かがおかしいので受診したというケースなどがある。

歯科臨床においては、「非定型歯痛」や「舌痛症」、「味覚障害」といったようにカテゴライズされない口腔内の感覚の異常を、「口腔異常感症」とまとめて呼んでいる。この「口腔異常感症」は、"ほかに当てはまらないもの"の集まりであるため、明確な定義がなく、使用している医療者の間でも捉え方がまちまちである可能性がある。

症状としては、語義からすれば口腔内の違和感や痛み、乾燥感や味覚異常なども異常感覚として存在するであろう。しかし、用語の成立過程を考えると、前述したような、通常では感じることがない感覚を主体として、多岐にわたる口腔内の異常な感覚が混在するものと考えるべきであろうか。視診・触診にて器質的異常がなく、血液検査や細菌検査などであきらかな要因のないものであり、舌痛症や口腔乾燥症、味覚障害などに診断されないものをいう。海外においては、口腔異常感症の同義語として口腔内灼熱感症候群（バーニングマウス症候群：BMS）という病名が汎用されている。

「口腔異常感症」は、舌痛症と同様に50～60歳以降の女性に多くみられると報告されている。病態の概要としては、歯科的身体的問題と精神的問題に

分けられる、あるいは混在していると考えられる。

口腔内の異常感覚を訴える身体的問題

1. 口腔内の異常感覚を訴える身体的問題

これらの原因としては、口腔カンジダ症、口腔乾燥症や三叉神経痛、鉄や亜鉛、ビタミン欠乏症によるものや、糖尿病などの全身疾患が関与するもの、薬の副作用などによる感覚異常といった原因が特定されるものと、器質的異常がなく、身体的原因があきらかでないものがある。

2. 考慮する病態？①－更年期障害

一般的には45～55歳の約10年間が「更年期」と呼ばれる。更年期障害は、閉経に伴って卵巣の働きが衰え、女性ホルモンである「エストロゲン（卵胞ホルモン）」の分泌が急激に減少することで起こる。症状としては、hot flash といわれるようなのぼせやほてり、発汗、肩こり、頭痛やイライラなどさまざまである。また更年期においては、近親者・友人の喪失体験、夫との死別や定年問題、がんや成人病などの健康に対する不安、子どもの独り立ちにおける寂しさなど、この時期の女性特有の心理・社会的背景の特徴がある。更年期以降の女性においては、これらの特徴を理解して診察にあたる必要がある。

3. 考慮する病態？②－機能性身体症候群（Functional Somatic Syndrome：FSS）

近年、「口腔異常感症」や「舌痛症」は、機能性身体症候群（Functional Somatic Syndrome：FSS）の1つであるという考え方がある。FSS は、適切な診察や検査を行っても器質的疾患の存在を明確に説明できない病態と定義されている。主なものとして、疲労感、頭痛、めまいや耳鳴りなどが挙げられている。FSS と診断された症例であっても8.8％に身体疾患が存在したとの報告[5]があり、器質的異常の除外は重要である。

口腔内の異常感覚に対する検査と診察

視診や触診にて、症状のある部位に腫瘍や炎症などの異常がないかを確認する。また、問診では舌痛症と同様に食事で症状が増強しないか、消失するかを聞くことも重要である。口腔乾燥感においては、安静時と刺激時の唾液分泌量を測定する。また、貧血や亜鉛欠乏症などを除外するために、血液検査を行う。口腔カンジダ症を否定するためには、細菌検査も必要である。口腔異常感症では、心身医学・精神医学的な問題を包含し、対応が必要とされる場合が少なくない。SDS や CMI な

II　こころの病気を考慮すべき口腔関連症状と歯科治療

どの心理テストは、患者の適応や検査の特性を考慮しつつ、参考程度に使用(コラム6「自己記入式質問票」P.134参照)するならば、検討されてもよいかもしれない。

口腔内の異常感覚とこころの問題との関係

精神医学的には、「心気障害」(第Ⅰ章2-1「身体表現性障害」参照)や「セネストパチー」(第Ⅰ章4-2「セネストパチー」参照)として捉えられるものが多い。

「心気障害」とは、「身体の徴候や症状が、重大な病気にかかる、もしくはかかっているなどと誤って解釈し、症状を執拗に訴えるもの」をいう。さまざまな検査で医学的に異常がないことがあきらかとなり、その思考が問題であることを指摘しても、受け入れること、思考を変えることが困難である。古賀ら[1]は、口腔異常感症を含むいわゆる口腔心身症において、神経症性うつ病や心気神経症が多く、また舌痛症と比較して口腔異常感症では神経症の割合が多かったことを述べている。

「セネストパチー」は、「内臓の感覚の異常」を指す用語で、口腔周囲、皮膚、陰部などさまざまな部位の異常感を奇異な表現で訴えるものをいう。口腔に症状を訴えるものを「口腔内セネストパチー」という。うつ病や脳器質性精神障害などの疾患にみられる症状性のものと、その症状を中心とする疾患のものとがある。木村ら[2]は、口腔異常感症などにおいて、いずれの愁訴も依存性が高い傾向を示し、抑うつ性・無力性が顕著であったと述べている。また内田[3]は、仮面うつ病が口腔異常感症として表現されることがあることを指摘している。

近年では、これらの患者に対して画像検査を用いて病態を解析しようという試みがある。豊福ら[4]は、口腔異常感症の患者に対して脳SPECTを施行し、健常者と比較して前頭葉や側頭葉などにおける右有意の脳血流左右差を報告している。

口腔内の異常感覚への対応

口腔内の異常感覚への対応の第一は、原因検索である。前述の検査で、異常感を来たし得る問題があれば、それについて対応する。この際に大切なのは、発覚した問題に対処すれば必ず異常感覚が改善するとは思わないこと、心理・精神的要因が関与している可能性があること、これらのことを処置を行う前に患者に説明すること、であろうか。とくに、「この処置をすれば症状は改善する」などと説明し、不可逆的処置を行って改善しなかった場合は、患者-医療者関係を破綻させるばかりでなく、患者にさらなる苦痛を

背負わせることになる。このような感覚には、さまざまな要因が関与している可能性がある。その場合、1つの対応で症状が改善することは難しい。

口腔内灼熱感症候群の要因を身体の感覚を司る神経系の障害からくる痛みの発症、神経障害性疼痛（ニューロパシックペイン）の1つとする考えがあり、プレガバリンが奏効する症例もある。

症例提示

症例：55歳、女性
主訴：口の中の異常な感覚
現病歴：X-1年9月頃から、口の中全体が無造作に引っ張られる感覚が出現した。同年11月頃から増悪し、食事中にも持続するようになったため、X年1月口腔外科受診となった。
生活歴：高卒。卒後はパートで仕事をしていた。結婚して挙子1名、長男。結婚後は専業主婦。2年前長男は自立し、現在は夫と二人暮らし。
既往歴：子宮筋腫（20歳代）
現症：外見上は口腔周囲に不随意運動などを認めない。口腔内に器質的異常所見なし。

「引っ張られるのはどの方向か？」など、症状に対する問診を詳細に行うも、答えが二転三転する。症状の強さは次第に強くなっているという。朝よりは夕方から夜のほうが強い。食事中に症状を感じるも、食事ができないほどではない。同様にしゃべりにくさはあるが、しゃべれなくはない。改善因子は、好きなことをしているとき。増悪因子はじっとしているとき。随伴症状はない。治療ニーズをもう少し詳しく聞くと、「歯が動いて巻き込んでいて口全体を引っ張っているので、歯を何とかしてほしい」と訴える。
歯科的診断：口腔異常感症
経過：まず病態説明を行った。「問題となる部位には、あきらかな器質的所見がなく、現時点では歯科的問題が見当たらない。したがって、歯への不可逆的な処置は、症状の改善には繋がらないどころか、悪化させる可能性もある。感覚や精神面の問題である可能性もあるので、精神科と併診してみてはどうか」と提案すると、「自分でも思い当たるところがある」とのことだったため、紹介状を作成して精神科を受診することとなった。X年4月の受診時には、精神科を受診して「うつ病とそれに伴う感覚異常」と指摘され、薬物療法が開始されたとの報告があった。家族との会話で症状が増悪することの自覚はあったが、わずかではあるが口腔症状の改善を認めた。現在は外来にて経過観察中である。
考察：本症例はうつ病が原因の、感覚異常─口腔異常感症（口腔セネストパチー）であると考えられた。セネスト

パチーの治療は、薬物療法や一般精神療法が行われているが、総じて治療抵抗性が高いといわれており、精神科においても難治性が強調されている。本症例では、まだ精神科の治療が始まったばかりのようであるが、歯科外来では日常生活の指導（楽に過ごせていることへの支持）や、口腔内の評価を継続するという役割を担ってくのがよいと思う。

【参考文献】
1) 古賀千尋, 他：いわゆる口腔心身症患者の精神科診断に関する検討. 口科誌, 48：171-174, 1999.
2) 木村泰子, 他：心身症患者の臨床的検討. 日歯心身, 7：1-7, 1992.
3) 内田安信：歯科心身症の診断と治療. 第1版, 医歯薬出版, 東京, 85, 1986.
4) Umezaki Y, et al.：Brain perfusion asymmetry in patients with oral somatic delusions. Eur Arch Psychiatry Clin NeLlrosci, 263：315-323. 2013.
5) 伊藤幹子, 他：4年を経過した舌痛症患者に対する集団精神療法の報告. 日歯心身, 19：27-35, 2004.

Column 4

精神科医からみた歯科医の精神科薬処方

　他覚所見のはっきりしない舌の痛み、口腔領域の異常感、かみ合わせの違和感などについて、歯科医から診療を依頼されることがある。その時、すでにクロチアゼパム（リーゼ®）などの抗不安薬、パロキセチン（パキシル®）などの抗うつ薬、疼痛緩和のためのアミトリプチリン（トリプタノール®）やカルバマゼピン（テグレトール®）など、時にはリスペリドン（リスパダール®）、アリピプラゾール（エビリファイ®）などの抗精神病薬まで、歯科医によって処方されていることがある。このあたりで筆者が気にかけている問題点を述べる。

　第一に、精神科薬の副作用に歯科医が注意を払っていない、あるいは患者への説明が不十分であると疑う場合がある。アミトリプチリンやイミプラミン（トフラニール®）を用いているにもかかわらず心電図が検査されていない、ベンゾジアゼピン系薬剤による歩行失調や、抗うつ薬に起因する集中力低下や精神症状増悪の可能性が説明されていないなどである。最近は、車の運転の可否が説明されていないことも多い。少なくとも自分の

用いる薬剤については添付文書を熟読して、特に副作用を十分知っておく必要がある。

　第二は、適応外使用に関する考え方であり、添付文書の用法、用量を少しでもはずれている場合が問題となる。

１）添付文書上、不安障害やうつ病への投与しか認められていない薬剤を歯科医が用いることは以前問題になった。医科においても精神科薬の安易な使用が問題になっている現状で、精神疾患の診断や治療を歯科医が行うというのも理解しにくい。歯科の学会で簡易的な精神疾患診断法の講習なども行われていると聞くが、学会内部だけでなく、外部からの適切な評価がなければその意義は疑問である。

２）原因不明や心因性の痛みと考えると用法外使用であるが、神経障害性疼痛への投与は認められている場合がある。用法にもとづく処方であれば問題ないが、かつて耳にした「身体的な所見がなく、また、神経障害性疼痛の特徴もなく舌痛症と判断したが、保険で認められないために舌の神経障害性疼痛という病名をつけた」という発言は気になった。もし重篤な副作用が出て、使用の適切性を裁判などの場で問われたとき、医学的に適切に説明できることが求められる。

３）「精神科薬をどんな痛みに用いても、うちの地域では保険で査定されないから大丈夫」という声も聞いたことがある。査定しないことも問題だし、査定されなくても、用法外使用であることは明確である場合があり、医師には医学的、倫理的な責任がある。さらにこの延長線上ともいえるが、自費診療にして精神科薬を使っている医療機関もあると聞いたことがある。これは保険診療のルールによる制限を受けないとしても、医学的、倫理的に問題が大きい。

　歯科医が精神科薬を処方する場合、医学知識のみならず、法的、倫理的な面も十分検討されるべきと考える。

2 口臭の問題

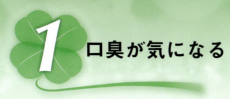 口臭が気になる

宮地英雄

Key words

生理的口臭、病的口臭、口臭症、心理的口臭症、自己臭症

口臭を訴える疾患

　口の「におい」すなわち口臭が自他ともに知覚される場合、呼気を介することになる。したがって、口臭の発生部位としては、呼気を介し得るルート、すなわち口腔、気道、消化管が挙げられる。このルートのいずれに由来しても、生理的に「におい」を有している。この「生理的なにおい」を含む呼気、すなわち口臭を「生理的口臭」と呼んでいる。つまり、呼気は健康な状態でもさまざまな「におい」を有していることになる。「生理的なにおい」は、とくに起床時に強いとされ、空腹時、過労、緊張時にも「におい」が強くなることがある。また、食事の内容などでも変動し、生活面の影響を多分に受けやすい。

　生理的でなく、何らかの身体的問題に由来する口臭は、「病的口臭」となる。「病的口臭」の原因、発生部位については、「生理的口臭」と同様、呼気のルート別に検討する。口腔内由来としては、歯原性疾患（う蝕、歯周病）、口腔内乾燥、不潔な義歯、口腔清掃不良（食物残渣、歯垢、歯石）、舌苔、口腔内悪性腫瘍など、気道性のものとしては副鼻腔炎、扁桃炎、肺炎、頸部膿瘍、肺膿瘍など、消化器性のものとしては上部消化器疾患がある。また、頻度は少なくなるが、血液などを介して気道や消化管に影響を及ぼす全身的な問題も「におい」に関係する。糖尿病、肝臓疾患、腎臓病、甲状腺機能異常、貧血や白血病などの血液疾患などが挙げられる。さらに、薬剤による影響の指摘もある。

　日本口臭学会が提示している「口臭治療ガイドライン」では、「生理的口臭」にしろ「病的口臭」にしろ、「口臭について不安を感じる状態」を「口臭症」としている。この「不安」は、「このにおいがあるなら、この程度の不安があって当然だ」とする「妥当なもの」から、たとえば口臭は「生理的口臭」であり、医師が「問題ない」旨を説明しているにもかかわらず、その

ような説明、保証を受け入れられず、不安が持続する、つまり「妥当でないもの」が混在することになり、ここに精神的な問題が存在することとなる。これについての詳細は後述するが、口臭に関連する主訴で来院した患者は、「口臭について不安を感じる状態」であり、「口臭症」の状態となっている、といえてしまう。つまり、本項の表題である「口臭を訴える疾患」=「口臭について不安があり、このことを訴える疾患」を一言でいうなら、「口臭症」ということになる。

口臭に対する検査と診察

口臭の評価としては、口臭の程度の判定と原因についての検査を考えることになる。程度の判定としては、主観的評価として官能検査法が、客観的評価法として口腔診断補助機器を用いての揮発性硫黄化合物などの数値を測定する方法がある。原因についての検査としては、口腔内の検査を中心に行い、気道、消化管のほか、全身疾患の精査を検討する。

「病的口臭」の原因の大半は口腔内由来によるものであるため、口腔内の診察・検査は必須である。歯周病検査、歯の状態、口腔衛生状態、舌苔の付着状態、口腔粘膜疾患の有無、唾液分泌量検査、唾液中の嫌気性菌の測定を行い、「病的口臭」の原因となり得るか

検討する。先に示した機器を用いての測定検査は、原因の一部についても同定することになる。全身疾患による口臭については、病歴、既往歴、薬歴の聴取を行い、血液検査などを加えて、必要に応じて専門の診療科との併診を検討する。

身体面の原因を見出せない口臭とは

1．原因がはっきりしない口臭

「におい」はいうまでもなく感覚の一部である。「身体面の原因を見出せない口臭」を評価することは、「身体面の原因を見出せない感覚」をどう診るか、ということになる。このような場合は、未だ検索できていない身体的問題の存在を念頭に置き、症状の変化などに注意しつつ、引き続き身体的問題の検索を捨てないようにすると同時に、脳の機能の問題、精神的な問題を考えることになる。

「身体面の原因を見出せない感覚」としては「痛み」などで、そのような現象があることは知られているが、「におい」についても同様に考えることはできよう。ただし、ここに「におい」の特性を加味する必要はあると思われる。それは、「におい」は自分ばかりが感じるものでなく、周囲の他人に影響を与えかねない、ということである。「口臭」についての不安では、「自分で

くさいと感じ、それが辛い」ということもあろうが、むしろ「周囲に迷惑をかけているのではないか」ということで悩んでいることも多い。これは「感覚」だけでなく、その個人の「思考」とも関連し、それは生育歴のほかに背景にもかかわってくる問題でもある。

脳の機能の問題、精神的な問題としては、まずまったくないものを感じることとして「幻臭」がある。統合失調症などのほか、一部のてんかんで前兆時や発作時に「幻臭」を呈することが知られている。もとの「におい」を強く感じてしまう問題としては、脳の器質的障害や各種薬剤、アルコールの慢性使用による脳機能の低下、統合失調症圏、うつ病などの気分障害圏のほか、恐怖症性不安障害などの神経症圏の問題が挙げられる。

2．精神的問題と口臭

「口臭」とこころの病気との関係としては、「真性口臭症」、「仮性口臭症」、「口臭恐怖症」といった分類（八重垣、2000）があるが、たとえば「仮性口臭症」と「口臭恐怖症」の差異は、治療を進めていかないと判別できないように捉えられるなど、臨床的な有用性に難があった。先に示した日本口臭学会では、「口臭症」の概念と分類を提唱している（2014）。「口臭症」は、「口臭について不安を感じる状態」であり、器質的問題、心理精神的問題の程度によって、「生理的口臭症」と「病的口臭症」に分けられ、「病的口臭症」は「器質的口臭症」と「心理的口臭症」に分けられる。「心理的口臭症」には「神経症性口臭症」と「精神病性口臭症」がある（**表1**）。「生理的口臭」、「病的口臭」と「口臭症」の関係は、**図1**のようになる。

「生理的口臭症」は、「生理的口臭」があってそのことで不安を呈しているが、説明により不安が解消されるものである。また、「心理的口臭症」は「器質的に問題はないが、口臭について不安を感じている状態」において多いものの、「器質的、身体的な問題による口臭」、すなわち病的口臭があっても心理的な問題が存在することはあり得るので、評価の際に注意を要する。

「神経症性口臭症」には、口臭恐怖や自己臭恐怖などがある（第Ⅰ章2-3「神経症性障害」参照）が、これらは社会恐怖や対人恐怖、視線恐怖などとの関連が深いとされる。また、「精神病性口臭症」には口臭を病的体験として感じてしまう統合失調症圏、妄想性障害などの疾患が含まれるが、思春期にみられる「自己漏洩症候群」などのような神経症圏と統合失調症圏の境界域に存在することが想定されるような病態もある。

表❶　日本口臭学会の口臭と口臭症の分類（2014）

口臭
1．生理的口臭
2．病的口臭

口臭症			
1．生理的口臭症			
2．病的口臭症	（1）器質的口臭症		
	（2）心理的口臭症	（ⅰ）神経症性口臭症	
		（ⅱ）精神病性口臭症	

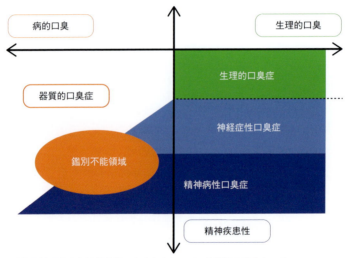

・神経症性口臭症と精神病性口臭症を合わせて、心理的口臭症という。
・心理的口臭症は、生理的口臭であるときに生じることが多いが、病的口臭があるときでも起こり得る。
・病的口臭が強ければ、精神疾患性の鑑別が困難となる。

図❶　口臭と口臭症の関係

身体面の原因を見出せない口臭に対する治療方法

「身体面の原因を見出せない感覚」の治療は、まずこのような「感覚」の評価を考える必要があるが、この評価を厳密に行うのは非常に難しい。とくに口臭は、前述のような特徴から、自分で感じる「感覚」のほかに、周囲に与えている影響という「思考」を考慮

Ⅱ　こころの病気を考慮すべき口腔関連症状と歯科治療

する必要がある。「感覚」の評価は、構造化問診のように、「何時から」、「どのような（性状・強さ・日内変動）」においが、「何をしたら悪化」、「改善」するのか。「随伴する症状は何か」といったことを聞いていく。それに加えて、「いま気になっているにおいは、他人から指摘されたのか。どのように言われているのか」と聞いてみる。「他人からは指摘されたことはない」という答えにも、「そんなことわざわざ他人は指摘しないでしょ」という理由から、「直接指摘されたことはないが、他人の仕草で自分からにおいが出ているのがわかる」といったことをいう患者もいる。また、「自分は感じないが、他人から指摘される」というケースもある。「におい」が他人にどのように影響しているかについて、どのように考えているかを捉えておくことも、治療アプローチの一助となる。

このようにして評価した自覚症状と前述した他覚所見を組み合わせて、治療アプローチとなる。他覚所見があるケースは、その所見を来している原因にアプローチしてよいが、他覚的にも自覚的にも問題があるケースでは、他覚所見の改善のみを目指しても症状が改善しない。前述の「におい」をどう捉えているかについて、同時併行的にアプローチしていく必要があり、過剰な不安や妄想を疑う訴えに対しては、精神科医との連携が必要となると思われる。

●

「におい」については、実際に発しているであろう「（身体的）原因」と、自分が感じる「感覚」、周囲に影響することについての「思考」の3つの要素を考える必要があり、この3者の関係もそれぞれが影響し、その「妥当性」が変化するため、評価や対応が困難となることがあり得る。精神的問題が関与している「口臭症」は、口腔内治療のみを行っても改善しない。また、「生理的口臭」について不安になる「生理的口臭症」については、過剰な診断をして過剰な処置を行わないなど、治療対応をしっかり組み立てることが、病態の複雑化を防ぐ方法と考える。

Column 5

「8020」、オーラルフレイルと高齢化、老化

　「8020」(「80歳になっても20本以上自分の歯を保とう」という1989年より厚生省［当時］と日本歯科医師会が推進している運動。https://www.jda.or.jp/enlightenment/8020/) やオーラルフレイル（健康と機能障害との中間にあり、可逆的であることが特徴。早めに気づき適切な対応をすることでより健康に近づく。https://www.jda.or.jp/enlightenment/oral/about.html) の話を聞いて、健康長寿を支える素晴らしい活動だと考えてきた。しかし最近、歯科医から「高齢になって心身の機能が衰えたとき、自分の歯があっても衛生を保てない、着脱できる義歯のほうがケアする周囲の人の負担が小さい」とか、「他の歯が抜けてインプラントだけが残るのはケアの面で心配である」などと聞かされた。

　高齢者をみる機会の多い精神科医として、以前からロコモティブシンドローム（運動器の障害のために、要介護になったり、要介護になる危険の高い状態）やサルコペニア（加齢や疾患による、筋肉量の減少や筋力低下）という用語にも、老化に伴う中枢性の失調、失行などを見ている立場から、老化を過度に病気の治療対象としているようで、何となく違和感があった。

　心身両面で健康を保って高齢化するのが健康長寿であろう。身体の一部で老化予防が強調されることに、老化を防げない領域を診る精神科医として違和感をもっているにすぎないが、老化を社会全体がどう受け入れるかも重要な課題である。

③ 運動の問題

1 開口障害・咀嚼困難・嚥下困難

澁谷智明

Key words
開口障害、咀嚼困難、嚥下困難、詐病

本項では、開口、咀嚼、嚥下といった、日常生活上普通に行われる口腔にまつわる運動の障害と「こころの問題」について述べる。

🌿 開口障害

1．開口障害とは

顎口腔領域の疾患によって一過性あるいは持続的に開口量が制限された病態である。開口時、下顎頭の前方移動が制限されている場合、また前方移動は制限されていないが、筋拘縮や筋痛によって開口量が減少するような状態を開口障害という。通常、最大開口量は3〜4横指であるが、個人差がある。

2．開口障害を訴える疾患

炎症（疼痛、腫脹、浮腫、硬結）、関節構造の変形、下顎頭移動時の疼痛や関節円板転位、骨折などの外傷、瘢痕性、中枢神経性、腫瘍などが考えられるが、精神疾患が原因となることもある（表1）。

3．診察と検査

自力および強制開口量を開口測定器にて計測する。また、このとき痛みがあれば、VAS（Visual Analog Scale）を使って測定する。

🌿 咀嚼困難

1．咀嚼と咀嚼困難

咀嚼は食物を口腔内に摂取してから食塊を嚥下するまでの間の動作をいう。その間、食物は口腔内で咬断、粉砕、臼磨される。さらに、食物は唾液によって嚥下消化されやすい食塊状態となる。咀嚼には歯、舌、頬、口蓋、口唇、唾液腺、咀嚼筋などの多くの組織・器官が協調して作動し、歯根膜や咀嚼筋中の感覚受容器が咀嚼力を調節する。

これは周期性をもった運動で、類似のサイクルが繰り返し行われる。咀嚼障害があると、そのリズムの安定性が損なわれ、咀嚼周期、運動経路、運動速度、円滑さや側性（左右どちらで噛むかの偏りの程度）も不安定となる[1]。

2．咀嚼困難を訴える疾患

歯科・口腔外科領域の疾患や補綴装

表❶ 開口障害

1）炎症性：智歯周囲炎、顎骨炎、顎周囲炎、頰部および口底蜂窩織炎などの急性炎症や慢性炎症、放線菌症
2）関節原性：顎関節症、顎関節炎
3）瘢痕性：顔面外傷後・術後瘢痕、壊疽性口内炎の瘢痕治癒後
4）中枢神経性：痙攣性開口障害（破傷風、てんかん、脳内出血後）、麻痺性開口障害（小児麻痺、神経炎）
5）機械的：顎骨骨折、頰骨弓骨折、関節突起骨折・肥大、腫瘍など
6）精神疾患：転換性障害や虚偽性障害、詐病など

表❷ 咀嚼障害

1）歯および支持組織の器質的障害：歯の欠損・う蝕、不正咬合、歯周病など
2）咀嚼筋の器質的障害：咀嚼筋の炎症、瘢痕化など
3）顎骨の障害：骨折、顎骨の欠損、腫瘍・囊胞、炎症、変形（顎変形症・口唇口蓋裂）など
4）顎関節の障害：顎関節症、顎関節炎、顎関節強直症、腫瘍など
5）中枢神経系の障害：三叉神経、顔面神経、舌咽神経、舌下神経などの脳神経の問題（運動麻痺）、ジストニア、ジスキネジアなど
6）その他の咀嚼に関係する口腔諸組織の障害：組織欠損、運動麻痺、炎症、腫瘍など
7）唾液腺障害による唾液分泌抑制や減少による、続発性咀嚼障害
8）出生時の吸啜障害
9）精神疾患：転換性障害、虚偽性障害、詐病など

置（義歯）の不具合が多いが、中枢神経系などの問題や精神疾患などに起因するケースも存在する（**表2**）。

3. 診察と検査

1）アンケートなどに代表される主観的評価法（例：山本の咬度表；**図1**[2)]、佐藤らの咀嚼機能評価表；**図2**[3)]、平井らの咀嚼機能評価表；**図3**[4)]）などがある。

2）客観的評価法として、色変わりガム、パラフィンワックスや検査用グミゼリーを用いた咀嚼能力検査法がある。

嚥下困難

1. 嚥下と嚥下障害

摂食・嚥下運動は食塊を口腔から胃まで運搬する一連の運動をいい、経時的に先行期（認知期）、準備期（咀嚼期）、口腔期、咽頭期、食道期に分類される。準備期は口腔内に取り込まれた食べ物を咀嚼し、飲み込みやすい食塊を形成し、口腔期は舌を口蓋に押しつけて、食塊を口腔から咽頭に送り込む随意運動の過程である。

人が食事をする、すなわち摂食をす

II こころの病気を考慮すべき口腔関連症状と歯科治療

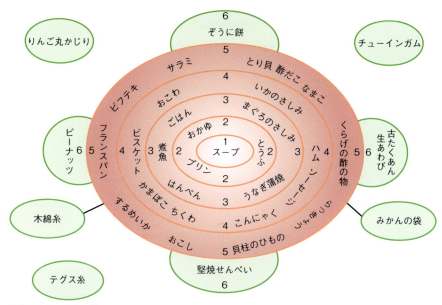

図❶ 山本の咬度表[2]

るという行為は、前途の「咀嚼」という行為と嚥下の協調があって成り立っている。摂食・嚥下障害とは、上記各期の障害すべてをいう[1]。

2. 嚥下困難を訴える疾患

脳血管疾患や脳腫瘍・頭頸部腫瘍の手術、放射線治療の後遺症、パーキンソン病等の神経疾患などによる機能的・器質的問題により摂食嚥下機能に障害が生じる。その症状は「噛む」、「飲み込む」ことの困難感となるが、その影響は食事時あるいは食事後の咳き込み、食道通過不良による胸部の違和感、食欲減退による食事時間の延長、体重減少、栄養不良、肺炎発症や誤嚥・窒息事故など多岐にわたる[1]。嚥下困難は、その病態生理から、口腔、咽頭、喉頭、食道の器質的病変を伴う解剖学的問題と、神経筋変性疾患などによる機能的問題に分けられる。しかし、ほとんどの患者では単一疾患による影響だけでなく、さまざまな疾患に伴った障害が現れるため、病態を詳細に区分けするのは難しい（表3）。

3. 診察と検査

簡易嚥下検査として、反復唾液嚥下テスト（repetitive saliva swallowing test：RSST）、改訂水飲みテスト（modified water swallowing test：MWST）や簡易嚥下誘発試験があり、詳細な検査としては、嚥下内視鏡検査（video endoscope evaluation of swallowing：VE）と嚥下造影検査（video fluoroscopic swallowing

咀嚼機能評価表

	食品	
1	とうふ	
	卵焼き	
	煮たジャガイモ	
	煮たニンジン	
2	もやし	
	カマボコ	
	ポテトチップ	
	ゴボウ	
3	あられ	
	焼肉	
	ピーナッツ	
	タクアン	
4	堅いビスケット	
	堅いせんべい	
	古たくあん	
	とり貝	
5	するめ	
	貝柱の干物	
	ガム	
	リンゴ丸かじり	

・左の表の20種類の食品について

　普通に食べられる食品に　　　【○】

　工夫すれば食べられる食品に　【△】
　（小さく切るか、軟らかく調理）

　食べられない食品に　　　　　【×】

をつけて下さい。

・その他に食べにくい食品があれば書いて下さい。

・どんな食品が食べられるようになりたいですか？

歯科医師用
スコア　　　　点
（○の数 /20×100）

佐藤らの咀嚼機能評価表（咀嚼機能スコア）
ランク1：摂取可能率 81〜100%　　ランク4：摂取可能率 21〜40%
ランク2：摂取可能率 61〜80%　　 ランク5：摂取可能率 0〜20%
ランク3：摂取可能率 41〜60%

図❷　佐藤らの咀嚼機能評価表[3]

study：VF）がある。

開口障害、咀嚼困難、嚥下困難と「こころの問題」

　本項の主題である、「開口」、「咀嚼」、「嚥下」は、はじめに記したように、日常生活において普通に行われる。それどころかこれらの行為は、「摂食」といういわばその人の「生命の根源」を司っている行為と言ってもよい。これらのことが、何らかの原因で障害されることは、大きな不安を生じさせる可能性がある。まして原因がはっきりしなかったり、その障害が長期にわたるようならなおさらであろう。すなわち、「こころの問題」を考えるのであれば、「その障害の影響によって生じる心理的精神的問題」と「心理的精神的問題が運動の障害を引き起こす」という双方向で考える必要がある。

Ⅱ　こころの病気を考慮すべき口腔関連症状と歯科治療

```
                    食品アンケート
         次の食品について、下の回答項目より現在の状況に最も
         近いものを選んで（　）のなかに書き入れてください。

    (2)…容易に食べられる              (△)…嫌いだから食べない
    (1)…困難だが食べられる            (□)…義歯になってから食べ
    (0)…食べられない                       たことがない

     1   揚げせんべい      (  )      2   あられ            (  )
     3   (生)あわび         (  )      4   イカ刺身          (  )
     5   イチゴ             (  )      6   カマボコ          (  )
     7   (生)きゃべつ       (  )      8   (煮)牛肉          (  )
     9   (ゆで)きゃべつ     (  )     10   (生)きゅうり      (  )
    11   クラゲ             (  )     12   こんにゃく        (  )
    13   (煮)さといも       (  )     14   スルメ            (  )
    15   酢ダコ             (  )     16   (漬)大根          (  )
    17   (煮)たまねぎ       (  )     18   (古漬け)たくあん  (  )
    19   佃煮こんぶ         (  )     20   (揚)鳥肉          (  )
    21   (煮)鳥肉           (  )     22   (焼)鳥肉          (  )
    23   (漬)なす           (  )     24   (生)なまこ        (  )
    25   (生)人参           (  )     26   (煮)人参          (  )
    27   バナナ             (  )     28   ハム              (  )
    29   ピーナッツ         (  )     30   (焼)豚肉          (  )
    31   トンカツ           (  )     32   プリン            (  )
    33   まぐろ刺身         (  )     34   らっきょう        (  )
    35   りんご             (  )
```

平井らの咀嚼機能評価表（咀嚼スコア）
容易に食べられる：2ポイント
困難だが食べられる：1ポイント
第1群：9, 13, 17, 26, 27, 32, 33：比＝1.00　　第4群：2, 4, 16, 29, 30, 31, 34：比＝1.52
第2群：5, 6, 10, 12, 19, 21, 28：比＝1.14　　　第5群：3, 11, 14, 15, 18, 24, 25：比＝3.00
第3群：1, 7, 8, 20, 22, 23, 35：比＝1.30　　　咀嚼スコア＝Σ（ポイント×比）×100÷111.4

図❸　平井らの咀嚼機能評価表[4]

表❸　嚥下機能障害

1）筋神経系の問題：脳血管障害（脳梗塞、脳出血など）、変性疾患（筋萎縮性側索硬化症、パーキンソン病など）、炎症（多発性硬化症など）、頭部外傷、末梢神経障害（末梢神経麻痺、ニューロパチーなど）、重症筋無力症、筋ジストロフィーなど
2）口腔領域：術後欠損や瘢痕狭窄、口腔乾燥症、外傷、炎症（蜂窩織炎、舌炎、口底炎、扁桃炎、咽頭炎など）、腫瘍、顎関節脱臼
3）精神疾患：転換性障害、虚偽性障害、詐病など
4）その他：加齢による形態・生理的変化・動態の変化、薬剤の影響など

　心理的精神的問題が、運動の障害を引き起こすという精神疾患に、転換性障害がある。転換性障害の運動障害としては、立てなくなる（失立）、歩けなくなる（失歩）、声が出なくなる（失声）、などが有名であり、開口、咀嚼、

表❹　解離性（転換性）障害

・神経疾患または他の一般身体疾患を示唆する、随意運動機能または感覚機能を損なう症状や欠陥
・発症や悪化に先立って葛藤や他のストレス因子等の心理的要因が関与している
・適切な検査を行ってもその症状や欠陥は十分に説明できない
・意図的に作り出されたり、ねつ造されたものではない

表❺　虚偽性障害

・身体的または心理的な徴候や症状の意図的産出、またはねつ造
・詐病のような外的動機（経済的利得、法的責任の回避、身体的健康の改善）が欠如している

虚偽のまたはひどく誇張した身体症状または精神症状の意図的な産出であり、それが、兵役からの回避、仕事からの回避、補償金の獲得、刑事訴訟からの逃避、または薬物などの外的な誘因によって動機づけられている。詐病と虚偽性障害の違いは、詐病では症状を作り出す動機が外的誘因にあるのに対して、虚偽性障害ではそうした外的誘因がないという点である。

図❹　詐病

嚥下に関する症状が出ることもある。また、症状を呈することにより、自分が置かれている環境、諸要素、問題が現状に比して（本人の価値観として）よくなると感じた場合にみられる障害は、虚偽性障害や詐病（第Ⅰ章2-2「転換性障害・虚偽性障害・詐病」参照）と呼ばれる。（表4、5、図4）。

「こころの問題」に関連した開口障害・咀嚼困難・嚥下困難に対する治療法

開口、咀嚼、嚥下の障害にかかわる精神的な問題への対応の第一は、原因を同定することである。その際、身体的、器質的要因が同定されても、その障害から発生する心理的精神的問題があり得ること、その問題によって症状が修飾されている可能性があること、また精神的問題が合併していることなどを考慮する。これらの要素があるとなれば、心理社会環境的な要因を考慮した診療が有用である。これらの運動障害は、前述のとおり、生命の問題に繋がり、生活に大きな影響を及ぼしかねない。患者のこのような状態を理解し、共感し、良好な患者―歯科医関係を構築（いわゆるラポールの形成）することが肝要である。

虚偽性障害や詐病には、疾患に依存する理由が存在することが多い。関係を構築しつつ、症状を呈することが得になっていることを、積極的には指摘せず、自らが理解していくよう診療を進めるのがよい。

症例提示

症例：62歳、男性
主訴：口が開かず、しゃべりにくい。

現病歴：X-1年、口が開きにくく、しゃべりにくい状態がしばしば出現するようになった。数ヵ所の歯科医院を受診して治療を受けたが、症状の改善は認められなかった。最後に受診した歯科医院から紹介され、X年3月大学病院を受診した。

生活歴：妻、長男との3人暮らし。近隣のアパート管理を担っている。

既往歴、医科の治療中の疾患・服用薬：約2年前から胸の痛みがあり。循環器内科で狭心症の診断にて、ニトログリセリン舌下錠を胸痛時頓用処方されている。

検査：自力開口量5mm。開口時に両側顎関節部に軽度の痛みあり。両側咬筋に圧痛あり。両側頬粘膜および舌縁に軽度の圧痕を認める。単純X線画像検査であきらかな異常所見は認めない。

自覚症状：ブラキシズムの自覚はないが、日中上下の歯を接触させている自覚はある。開口障害は毎日ではなく、不規則に出現するとのこと。

問診：症状出現の状況をさらに詳細に聞いていったところ、仕事が休みのときは、話す機会が少ないせいもあるが、障害が小さくなることがわかった。仕事では、アパートの住人で、頻繁にかかわってくる人がいて、頼みもしない食材を渡してきたかと思うと、「自分にだけ（アパートの生活環境面の）配慮してくれないか」などと無理なお願いをしてきて、その願いを断ると、「贈り物を受け取ったのに！」などと大声で罵ったりするなど、扱いに困っている人がいることがわかった。アパートを見回りに行く前には、症状が強まるようであった。

歯科診断：両側顎関節症（咀嚼筋痛障害：Ⅰ型）

治療経過：顎関節症に対して運動療法の指導を行っていった。環境的な因子も関与しそうであることを説明したが、はじめはそのことを受け入れなかった。症状が強まるときを記録するように指導したところ、少しずつ理解を示し、それに伴い、症状も改善傾向となっている。精神科受診を勧めるも消極的であり、受診に至っていない。

考察：本症例は精神医学的な側面から考察すると、転換性障害が疑われる。

【参考文献】
1) 日本顎口腔機能学会編：新よくわかる顎口腔機能―咬合・摂食嚥下・発音を理解する．第1版，医歯薬出版，東京，2017．
2) 山本為之，他：総義歯臼歯部人工歯の配列について（2）―とくに反対咬合について―補綴臨床，5：395-400，1972．
3) 佐藤裕二，他：総義歯装着患者の食品摂取状況．補綴誌，32：774-779，1988．
4) 平井敏博，他：摂取可能食品アンケートを用いた全部床義歯装着者用咀嚼機能判定表の試作．補綴誌，32：1261-1267，1988．

Column 6

自己記入式質問票

　診療において、心理面の評価を簡便に行う方法の一つに、「自己記入式質問票」がある。なかでも、身体症状と精神的問題の関連するものとして、以下のものがよく使われているようである。

- ▶ CMI (Cornell Medical Index)：男性用 211項目、女性用213項目がある。
    - ・自覚的な身体症状と精神症状を幅広く評価する。
- ▶ GHQ (General Health Questionnaire：精神健康調査票)：項目数が60のGHQ60のほか、短縮版として、GHQ30、GHQ28、GHQ12がある。
    - ・質問内容が日常生活のことを中心に設定されている。神経症の評価が中心。
- ▶ SDS (Self-rating Depression Scale：うつ性自己評価尺度) 20項目
    - ・「うつ性」を評価する。

　自己記入式質問票は、心理検査全般からすれば検査者の技術がほとんど不要で、質問票によっては短時間で施行できるという利点はある。しかし、患者の身体状態や検査をするタイミングによっては、正確な状態が反映できなくなる可能性があるほか、被験者が結果を操作できてしまうというのが最大の欠点である。このことがあるため、心理面あるいは精神面の治療を行ううえで、心理検査の結果を最優先の要素として用いてはならない。
　このような検査は、施行する意味、患者への負担、結果の読み方などを十分考えて、その目的を患者に説明したうえで行われるべきである。

③ 運動の問題

2 下顎・舌の不随意運動

村岡 渡

Key words

オーラルジスキネジア、ジストニア、振戦、不随意運動

下顎・舌の不随意運動を訴える疾患

歯科臨床において、「あごがかくかく止まらない」、「舌がうねうねと動いて止まらない」という患者に遭遇することがある。これらはジストニアやジスキネジアと呼ばれ、不随意運動の一つである。不随意運動とは、自分の意思とは関係なく現れる異常運動のことであり、脳梗塞、脳出血、神経変性疾患などによる症候性や、原因のはっきりしない、いわゆる特発性といわれるものも多く、大脳基底核などの錐体外路に障害が生じることが原因とされる。

米国の運動障害センターでの疾患頻度によれば、パーキンソン病やそれに類似した症状を示す運動障害疾患が最も多く、そのあとにジストニアや振戦が続く（表1）。歯科を受診した不随意運動を有する患者においても同様に、まず、全身疾患の一症状として下顎や舌に不随意運動が生じている可能性が高いことを認識すべきである。

表❶ 米国の運動障害センターでの疾患別の頻度

パーキンソン症候群	35.3%
ジストニア	24.3%
振戦	15.8%
チック	6.4%
舞踏病	2.9%
遅発性	2.9%
ミオクローヌス	2.4%
半側顔面痙攣	1.6%
むずむず脚	1.9%
心因性	3.0%

また、大脳基底核は運動のみではなく、認知や行動、情動や精神活動にも重要な役割を果たしているため、パーキンソン病など不随意運動を示す患者は、精神症状や認知障害を示すことも多いため注意が必要である。

主な不随意運動をまとめると以下のようになる。

1. ジストニア

不随意で、持続的な、パターン化した、しばしば拮抗筋の繰り返す筋収縮があり、ねじれる動きや異常な位置を

呈する運動である。舞踏病のように不規則ではなく、通常、同一筋群が繰り返し関与する。開閉口、咀嚼など半ば自動的に行える運動（自動運動）がその運動のプログラム単位で障害されることによる。ジストニア全体の有病率は人口10万人あたり10数人程度である。

1970年代には、一次性、二次性、心因性の3つに分類されていたが、2007年に提唱された分類では、一次性と二次性の2つとなり、ジストニア関連遺伝子による分類が進み、大分類での心因性の項目はなくなった。しかし、ジストニアそのものは精神疾患ではないものの、痙性斜頸患者の58％で発症までの数週間に精神病理的な既往を認めたとする報告もあり、ジストニアの発症や維持、増悪に精神状態の悪化が関与していると考えられている。また、抗精神病薬の使用による誘発例は多く、臨床では精神面の評価は重要である。

1）**局所性ジストニア**

部位による分類で、一般的なものには眼瞼痙攣（まぶたのジストニア）、痙性斜頸（首のジストニア）、書痙（手のジストニア）などがあり、顎口腔領域に関連するものは、くいしばりを繰り返す下顎ジストニアなどがある。

①閉顎ジストニア：咬筋のジストニアにより、くいしばりを繰り返すような運動がみられる。

②開顎ジストニア：外側翼突筋などのジストニアにより開口を繰り返すような運動がみられる。

③顎変位ジストニア：顎が左右運動や咀嚼運動を繰り返すような運動がみられる。

④舌ジストニア：舌を前方に突き出したり、左右に動かしたり、ねじるような動きを繰り返す運動がみられる。

2）**分節性ジストニア**

2ヵ所以上で隣接するジストニアの分類で、下顎ジストニアと眼瞼攣縮が合併したものとしてメージュ症候群がある。

3）**遅発性ジストニア**

二次性ジストニアとして主にドパミン遮断作用をもつ抗精神病薬などの使用によって生じるジストニアをいう。薬剤性ジストニアは、急性ジストニアと遅発性ジストニアに分類され、急性ジストニアは、抗精神病薬の内服開始から24時間以内に生じることが多い。また、遅発性ジストニアは、抗パーキンソン病薬の長期服用などによって生じる。

＊動作特異性ジストニアと呼ばれる、フルート演奏の際に口唇に異常運動が生じるといった特定の動作にのみ症状が現れることもある。また、特発性ジストニアのなかには、顔面に手を添えるといった感覚入力により、一時的に

ジストニアが改善することがあり、これは「感覚トリック」と呼ばれる。

2．ジスキネジア

舞踏運動、ジストニア、振戦、バリズム（激しく飛び出すような高振幅の粗大な運動）、アテトーゼ（遅い、もがくような動き）、チック、ミオクローヌスなどが1つあるいは複数組み合わせて生じる運動の総称のことである。

口腔領域では、薬剤誘発性の遅発性ジスキネジアが主で、ドパミン拮抗薬（統合失調症治療薬）長期内服患者の20～50％に生じるとされ、複雑な、咬むような運動や、舌の突出を繰り返す運動である。患者の意思で止めることが可能なこともあり、食べ物を口に入れたり、会話をすると運動は抑止される。

また、抗パーキンソン病薬使用中にもさまざまな不随意運動が生じることもあるが、そのほかに薬剤の利用歴のないいわゆる特発性は高齢者に多く、難治性とされる。

3．ミオクローヌス

「ピクつく」と表現される、突然の、素早い、電撃的な筋収縮であり、筋の収縮または筋の抑制によって起こる。

口腔では、口蓋ミオクローヌスと呼ばれる軟口蓋の規則的な収縮がある。

4．振戦

「フルえる」と表現される、振動性で、律動性で、行ったり来たりするような規則的な運動である。四肢や頸部、舌、顎、声帯などで生じる。

下顎・舌の不随意運動に対する診察と検査

1．診察

異常運動の診療は、詳細な現病歴の聴取、神経障害に関する既往歴、薬剤使用歴、アルコールや薬物乱用歴、家族歴の確認などの問診と、患者の注意深い観察が重要である。不随意運動は、その特徴がどのようなものであるかを詳細に検証する。一見不随意にみえる運動でも、痛みのために筋緊張が増しているだけなのかについても考慮する必要がある。一般的に不随意運動は不安や精神的緊張で増悪し、睡眠時には消失・減少する。

観察される運動が不随意運動であるとすると、その不随意運動がどのカテゴリーに属するのかを考える。運動のリズム、速度、持続、パターン、日内変動の有無、誘発因子（動作で起こるか）、運動が単純か複雑か、随意的に抑制が可能か、特定の感覚刺激で変化するか（感覚トリック）などを確認する。

2．検査

各種検査には、表面筋電図、遺伝子検査、脳波、血液検査などがあるが、不随意運動自体の精査や診断は、神経内科や精神科へ依頼する。

下顎・舌の不随意運動に対する治療方法

診断、治療は、二次性や遺伝性などの鑑別診断を含めて神経内科、精神科、形成外科へ依頼する。局所性ジストニアは、頭頸部領域では眼瞼痙攣と痙性斜頸に対するボトックス治療には高いエビデンスがある。症状が軽度であれば、薬物療法で改善することもある。トリヘキシフェニジル塩酸塩などの抗コリン薬やクロナゼパム、ジアゼパムなどのベンゾジアゼピンの効果が報告されている。しかし、有効率はボトックス治療のほうが高く、ボトックス治療が第一選択と考えられる。しかし、下顎および舌に対してはいずれも保険適応外である。

薬剤誘発性ジストニア、ジスキネジアは、まず原因となっている薬剤を同定することが重要であり、薬剤の減量や変更の検討を含めて主治医との連携が必須である。患者のなかには、通院・服用していることを申告しない場合もあるので、注意を要する。急性ジストニアは、使用薬剤の変更や非経口投与で抗コリン薬や抗ヒスタミン薬を投与することで、通常48時間以内に軽快する。遅発性ジストニアに対しては、薬物療法としてレセルピン、テトラベナジン、クロザピン、クロナゼパム、抗コリン薬が用いられる。

下顎・舌の不随意運動とこころの病気との関係

従来、典型的な不随意運動の特徴や病態に合致しないことで「心因性」の不随意運動と診断がなされることがあった。何らかの心理的なきっかけで、運動が生じるケースはある。また、典型的な不随意運動にこのような動きが混在すれば、評価はさらに難しくなる。しかし、このようなケースに「心因性」と付してしまうことで、本来対処しなければならない不随意運動が対処されない、ということが起こりかねず、安易に「心因性」という用語は使用されるべきでない（コラム3「特発性」と「心因性」と「原因不明」P.103参照）。

典型でない不随意運動に対しては、精神的な問題に起因する運動障害（第Ⅰ章2-2「転換性障害・虚偽性障害・詐病」参照）を鑑別すべきである。また、合併の可能性も検討し、不随意運動そのものによる辛さや不安も考慮すべきである。

症例提示

症例：51歳、女性
主訴：顎が動いてしまう、舌もぴくぴくする。
現病歴：1～2年前から上記を自覚し、改善しない。痛みなどの症状はないが、止めようとしても止まらないとのこと

で当科を受診した。睡眠中は動いていないようとのこと。

既往歴：慢性胃炎：ファモチジン、高血圧症：オルメサルタン

局所所見：

口腔外所見：顎がかくかくと動き、外側翼突筋、咬筋、顎二腹筋などが協調運動していない。うがい時には不随意運動は止まっている。

口腔内所見：上下総義歯を使用中で適合は良好。現在の義歯は1年前に作製。義歯は症状が出現する以前から使用していたとのこと。舌は、ぴくぴくと前後に動いている。

臨床診断：顎、舌ジスキネジアの疑い

治療経過：顎、舌ジスキネジアの可能性を説明し、当院神経内科へ診察依頼した。神経内科では、運動が律動性で早いことからジスキネジアよりも振戦に近いとのことであった。脳幹を含んだMRIを実施したが、異常はなかった。義歯の再調整を行ったが、振戦に変化はなかった。神経内科にて、クロナゼパム1mg/日の投与を開始。気にならないようになってきたとのことであったが、他覚的には不随意運動が続き、増量およびスルピリド50mg/日が追加された。スルピリドの追加は無効で、トリヘキシフェニジル塩酸塩の投与が開始された。その後、6mg/日でジスキネジアはやや軽減したが、ふらつきがあり、薬の継続に対する患者の不安が強く、休薬となった。

【参考文献】

1) 服部信孝, 大山彦光, 下泰司, 梅村淳：運動障害診療マニュアル 不随意運動のみかた. 医学書院, 東京, 2013.
2) 梶龍兒：不随意運動の診断と治療 動画で学べる神経疾患 改訂第2版. 診断と治療社, 東京, 2016.
3) Fahn S, Jankovic J, Hallett M: Principles and Practice of Movement Disorders, 2011, Elsevier.
4) 梶龍兒：ジストニアのすべて―最新の治療指針. 診断と治療社, 東京, 2013.
5) 長谷川一子：ジストニア2012. 中外医学社, 東京, 2012.
6) 目崎高広：ジストニアの病態と治療. 臨床神経学. 51 (7)：465-470, 2011.

4 審美の問題

1 審美の問題

島田　淳

Key words
形態、機能、感覚、顔面形態、醜形恐怖

歯科医療における「審美」

　近年、わが国において価値の多様化が叫ばれ、それは、歯科を受診する患者にも広がってきている。かつては歯科医療への患者の要望は、う蝕などによる疼痛をコントロールすることや、歯や咬合の欠損による咀嚼などの機能低下を補うことが中心であった。

　それが近年では、「どうせ『治す』なら、きれいに『直し』たい」という要望が追加され、医療者はより高度な技術を要求されるに至っている。と同時に、患者の『直したい』という要望、すなわち「審美」的な要望に対する期待度が次第に高まり、医療者の到達度との間に開きが生じるという事態が発生し、それがトラブルとして表面化していることも、歯科医療の現場のなかでしばしばみられている。

　本項では、歯科医療における「審美」という問題におけるこれらのトラブルの構造や、隠れている問題を示していきたいと思う。

審美の問題を訴える歯科的問題

　審美の問題に関連する歯科疾患を、**表1**に示す。

　これらのうち、口腔内の問題に関しては一般歯科、口腔外科、歯科矯正などで対応可能である場合が多いが、顔面の形態の問題は、歯科単独では対処が難しいこともある。また、歯の色や形態などについてどのレベルまで対応すればよいかは、医療者の考え方や技術的問題もあるが、患者の価値観、こだわりなど主観によるところが大きい。顔貌に関しても治療により改善可能な部分と難しい部分があるため、何をどこまで改善したいかについて、詳細に患者に確認する必要がある。

　もう一つ、「審美」の問題と関連する歯科的問題の別の観点として、「歯科矯正」という事象がある。歯科矯正の目的としては、咬合機能を整えるということの他に、「審美」という面があるが、この一つの処置に対して複数

Ⅱ　こころの病気を考慮すべき口腔関連症状と歯科治療

表❶　口腔内の審美に関する歯科的問題

歯	色、形態
補綴装置	治療を行った修復物、補綴装置の劣化や材質の問題
歯列	う蝕、歯髄炎、咬耗、歯周病、先天性欠損、形成不全、不正咬合、破折
顔貌	顎変形症など骨格の問題、顎関節症による顎偏位や咬筋肥大、上唇の形状や上唇挙上筋の発達によるガミースマイル

の目的があるということは、後述するように、問題を生じる要素にもなる。

審美の問題に対する検査と診察

基本的には、主訴の確認とともに患者の認識、考え、希望などの解釈モデルを確認するため、丁寧に時間をかけた医療面接を行うことが重要である。また、客観的所見を得るために一般的な歯科検査として視診、触診、歯周検査、画像検査、咬合検査を行い、必要に応じて、模型・咬合器を用いた咬合検査、セファロ分析、あるいは歯の色彩検査などを行う。

「審美」という問題は、それ自体は「疾患である」とはいいきれない。「審美的側面」の問題は、前述したような他の問題に付随した事象となる場合から、「審美」を主訴とする場合までさまざまある。対応が迫られる際において悩むところは、まさしくこの点である。したがって、対応する際には、患者が何を優先として考えているかを、十分確認する必要がある。

審美の問題にかかわるこころの問題

主訴に対して、治療や処置を行うことが必要なほどの客観的所見がない、あるいは所見があっても主訴に見合わない場合には、精神医学的な問題を有している可能性がある。細かく見ないとわからないくらいの些細なことにこだわる、あるいは現状の形態に対して、「気に入らない」というレベルではない、不安、恐怖、あるいは憎悪に似た訴え、「この形態では生きていけない」などといった訴えを示すことがあり、このような訴えを示す場合、自分の形態に過剰な恐怖を訴える精神疾患、いわゆる「醜形恐怖」を考える（第Ⅰ章2-4「身体醜形障害」参照）。

「醜形恐怖」の歯科学的疫学

多くの醜形恐怖の患者は、それぞれの訴えに関連する身体科を最初に受診するため、この疾患について十分な有病率の調査が行われているとはいえな

いが、Sarrwer[1]らによれば美容外科患者の7％、瘢痕の修正術希望の患者の16％に醜形恐怖が認められたと報告されている。一方、歯科において醜形恐怖の患者が訪れる可能性があるのは、審美歯科、矯正歯科ということになるが、審美歯科については、一般歯科との境界が明瞭でないこともあり、醜形恐怖についての報告はあまりみられない。矯正歯科においても報告は少ないが、松岡らは、矯正歯科外来を受診した51名（男性18名、女性33名、平均年齢 26.91±9.55歳）の患者を対象にDSM-IV-TRの診断基準に基づく自記式調査を行った結果、11.76％（n＝6）が最終的に身体醜形障害の診断基準を満たしたとしている[2]。

また、醜形恐怖を訴える想像上の欠陥部位について、歯科関連では、歯20％、あご先11％、あご6％、口6％といわれている[3]。

 対応

対応について重要なことは、患者の主訴とその訴えに対して、医療は何ができるかを見極めることであろう。とくに口腔、顔面に関する「審美」あるいは「形態」の問題について、注意すべきことが2つある。1つはこの「形態」についての認識が、「被術者（患者）」と「術者（医療者）」の間で、共通しているとは限らないことが挙げられる。とくに「醜形恐怖症」患者の形態に関する認識は、精神的要素が加わることで、他者になかなか理解されるような認識ではないため、認識に乖離が生じてしまい、そのような状態での対応は、トラブルとなる。

もう一つの問題は、よしんば「形態」についての認識がうまく調整できたとして、「形態」を優先させた対応をした場合、他の影響がないかを十分見極める必要がある、ということがある。「形態」が希望どおりにはなったが、「機能」が低下してしまった、思っていない「感覚」が生じて続いてしまう、といったことで相談を受けることもしばしばある。「形態」をよくすれば、「機能」や「感覚」もよくなるといった理解をしている医療者もいるようであるが、慣れてしまった「形態」を変えれば、「感覚」がずれることもあるということは考えておくべきである。そのことについての説明を十分なされたうえで対応をする必要がある。

症例提示

症例：18歳、女性、高校生（休学中）
主訴：顎のことでずっと悩んでいるのでアドバイスがいただきたい
現病歴：中学1年生のころ、顎が痛みガクガクするので、かかりつけの歯科医院から紹介され大学病院を受診。そこではスプリント療法を行い、数ヵ月

Ⅱ　こころの病気を考慮すべき口腔関連症状と歯科治療

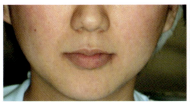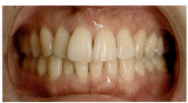

図❶　顔貌、歯列、咬合には問題はみられない

後に顎の痛みはよくなったが、実は顎が左右対称に見えないのが大きなコンプレックスとなっており、顎関節症の症状が治れば見た目もよくなるのではないかと期待して通院していたのに、見た目の酷い状態は何も変わらないのにショックを受けた。治療後より顎の左右非対称が酷くなったような気がして、外出できなくなる。また、顎の痛みはなくなったが、大きく開けることができないこともあり、担当医に相談すると、これ以上はやることがないと言われた。この先どうなっていくのか不安で、学校へも行けなくなった。かかりつけの先生に相談したら、当院を紹介された。

既往歴：15歳から17歳まで、顎の形が気になり、生きづらさ、やる気のなさから登校できず、精神科に通院し、抗うつ薬を服用していたが、いまは精神科には通院しておらず、薬も服用していない。

現症：顔貌、歯列、咬合についてとくに問題はみられない（図1）。自力開口量、強制開口量30mm、痛みはないがクローズドロックが疑われた。左右咬筋に圧痛がある。睡眠時ブラキシズム、TCHあり。やる気がなく、身体がだるい。

歯科的診断：顎関節症（非復位性の顎関節円板障害）の疑い

治療方針：非復位性の関節円板転位によると思われる開口障害があり、開口制限が顔面部の違和感と関連している可能性があるため、顎関節症についての疾病教育、セルフケアと運動療法を行う。精神科への再受診を勧めるが服薬したくないので、母親がカウンセリングを専門にしている病院をみつけ、そこを受診するとのことであった。

経過：顎関節症に関しては、セルフケアと運動療法で少し開口しやすくなっている。カウンセリングを受けたことで、自分が間違っていたことに気づき、気持ちが楽になる。顎の形へのこだわりはまだあるが、しばらくカウンセリングは続けていく。

考察：精神科医の診断を確認すること

はできていないが、顎関節症と醜形恐怖が併存している症例であり、醜形恐怖の基には精神疾患が関係している可能性がある。この症例では、患者は顔貌改善のための外科的治療は強く望んでいなかったこと、年齢とともに状態が落ち着いてきたところにカウンセリングを受けたなどが改善に繋がったと考えられた。主訴に対して客観的所見がみられない場合は、患者とよく話し合い、慎重に対応する必要性が示唆された。

　はじめにも示したとおり、近年患者の要求は機能の回復だけでなく、審美についての関心も高まっている。患者の要求する色や形態について、結局は患者の主観的な判断となるため、具体的に何を望んでいるかを詳細に聞き出し、歯科医の技術や材料の限界、歯科医学的な見地からの妥当性などについて検討し、ゴールの設定を含めた十分なインフォームド・コンセントを行う必要がある。とくに主訴と客観的所見が大きく異なる場合には、治療を行っても患者の望む結果を得ることは難しいだけでなく、かえって状態を悪化させる可能性もあるため、患者と十分に話し合い、場合によっては精神科や心療内科などに相談することも考えなければならない。

【参考文献】
1) Sarrwer DB, Wadden TA, Pertschuk MJ, et al.: Body image dissatisfaction and body dysmorphic disorder in 100 cosmetic surgery patients. Plast Reconstr Surg, 101：1644-1649, 1998.
2) 松岡紘史, 山崎敦永, 前崎有美, 他：歯科矯正患者における身体醜形障害の有病率に関する検討：Ortho Wdaves-Jpn Ed 70(3)：159-164, 2011.
3) キャサリン・A・フィリップス：歪んだ鏡. 松尾信一郎訳, 金剛出版, 東京, 77. 1999：
4) 鍋田恭孝：身体醜形障害なぜ美醜にとらわれてしまうのか. 講談社, 東京, 2017.
5) 林 和弘, 宮地英雄, 中北信昭, 他：形成外科領域と精神科との接点—美容外科患者とのかかわりを中心に—. 臨床精神医学, 31(4)：389-392, 2002.

Column 7

認知行動療法の誤解

　認知行動療法は、1970年代に開発された精神療法である。感情を入り口に、非機能的思考、否定的な自動思考を同定する認知的介入（認知療法）

と行動的介入（行動療法）を選択・組み合わせたもので、問題となる思考を修正し、感情的苦痛の変容を目指す治療法である。通常週1回4ヵ月、計15～16回程度のセッションで行われる。

　開発された当初は、うつ病を対象としていたが、現在ではその適応が広がっており、歯科領域でも一部で行われているようである。広がっている要因に、「簡便にできる」、「副作用がない」といったことが挙げられているが、これは誤解である。

　問題となる思考、すなわち認知の歪みは、精神疾患の有無にかかわらず認められるが、認知の歪みの原因に、精神疾患に基づく症状があるとすれば、その症状の質、強さ、変動、介入のタイミングによっては、精神療法的アプローチは症状の悪化をもたらす可能性がある。また、認知行動療法が適応となる場合でも、思考の修正を行うにあたっては、患者―治療者との間に特殊な関係の確立が必要で、技術として確立された高いコミュニケーション能力などが必須となり、それらの能力の獲得には通常長時間の研修やトレーニングが必要とされる。

　そもそも歯科医療にこの治療法を取り入れるにあたっては大きな問題がある。施行される患者の認知に問題があるとして、では治される先にある思考は、本当に正しいものであるのであろうか、ということである。本家の認知行動療法は、そのセッションのなかで、患者との信頼関係の対話に基づいて、認知の問題点をそれぞれが共有するというプロセスを踏む。歯科医療で行われている認知行動療法では、その点がどこまでできているであろうか。

　この療法を施行する際、施行者（医療者）は患者の状態、適応を見極め、治療によって期待できる効果、治療の利点・欠点を患者に十分説明できるようにし、治療終了の設定ができなければならない。上記の理解がないまま安易に行われるべきではない。

5 歯科治療時の注意

補綴歯科治療時の注意点

玉置勝司

Key words
意識下治療、自律神経活動、体部位局在マップ、コンコーダンス、歯科脳科学

機能と審美獲得への期待、一方で不安と恐怖の治療

1．意識下で行われる歯科治療（高速切削外科治療）

　補綴歯科治療とは、「見た目や咬み合わせをクラウンや義歯など、人工の歯で補う治療法のこと。歯科治療における補綴とは、歯の一部や歯そのものがなくなった場合にクラウンや義歯などの人工物で補うことをいいます（日本補綴歯科学会 HP より）」とある。実際には、1 本の歯の崩壊状態から多数歯が欠損してしまい、咬合状態が崩壊してしまった状態（図1）から、う蝕や歯周病も改善したうえで、最終的に "歯の切削" という不可逆的処置（外科処置）により、補綴装置を口腔内に装着し、咬合を回復する術式である（図2）。

　この "歯の切削" という不可逆的外科処置は、人間の五感（視覚・聴覚・臭覚・触覚・味覚）すべてに影響する処置であろう。デンタルユニットに座った患者は、高速で回転するエアタービンとその先端に付いている先の尖ったバーを見ることができる、そのエアタービンが回転するときの "キーン" という音を聞くことができる、歯を切削したときに物が焼け焦げたような嫌な臭いがする、歯の切削後に自分の舌で触ってみると歯は小さく、でこぼこになり、いままでにないような歯の形になってしまっている、歯の硬組織や金属の切削粉末を含むヘドロのような水が口腔内に溜まり、舌はその味を感じてしまう（図3）。このような歯の切削行為は、患者の意識下で行われる場合がほとんどである（図4）。つまり、患者にとっては、処置が終了するまで鋭敏な人間の五感から入ってくる "不快な感覚" の連続との戦いになる。もちろん、局所的な麻酔は行われるが、特別な場合を除いて、日常臨床の補綴治療のほとんどは患者が覚醒した意識下で行われ、不安と恐怖を五感で感じる環境下であることを、歯科医は常に意識しておかなければならな

Ⅱ　こころの病気を考慮すべき口腔関連症状と歯科治療

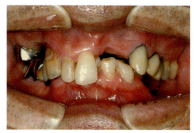

図❶　56歳、男性。咬合状態が崩壊してしまった口腔内の状態

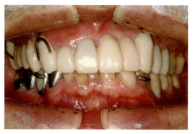

図❷　補綴治療は、歯の切削という不可逆的処置（外科処置）により、補綴装置を口腔内に装着し、咬合を回復する術式

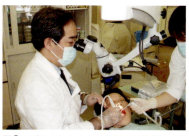

図❸　デンタルユニットに座った患者は、高速で回転するエアタービンによる切削を五感で感じている（患者の首元、背中にはびっしょり汗が……）

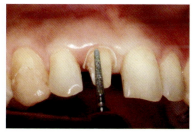

図❹　クラウンを製作するためにエアタービンに装着したダイヤモンドポイントで歯の切削を行う（その切削量に患者は驚き、不安と恐怖を感じてしまう）

い[1,2]。

　自律神経活動は患者に加わるストレス状態が反映され、心拍変動から交感神経と副交感神経の活動バランスを知ることができる。歯科治療中の患者の自律神経活動からその様子がよくわかる（図5）。一定時間の心拍間隔（R-R間隔）をスペクトル分析（メムカルク法）し、高周波成分HF（＞0.15Hz）と低周波成分LF（0.04〜0.15Hz）に分離し、LF/HFは交感神経の活動で"緊張度"を表す。一方、CVRR（Coefficent of Variation of R-R

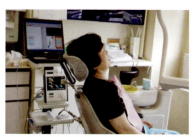

図❺　自律神経活動の計測（治療名人、クロスウェル、横浜）

intervals ＝ 心電図R-R間隔変動係数）（LF＋HF）は副交感神経の活動で"不快度"を表す。図6は患者がデンタルチェアに座ったときの自律神経活動を示す。緊張感は少ないが、不快感を呈

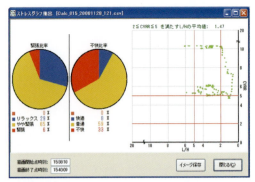
図❻ 治療開始（デンタルチェアに座る）時の自律神経活動

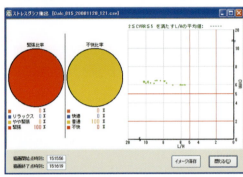
図❼ 局所麻酔中（切削する歯への浸潤麻酔）の自律神経活動

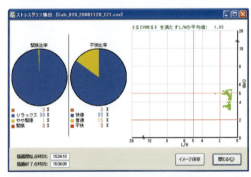
図❽ 下顎印象採得時の自律神経活動

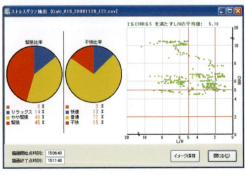
図❾ 上顎印象採得時の自律神経活動

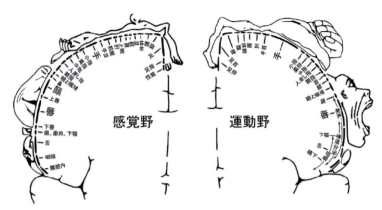

図⓾　ヒトの脳における体部位局在マップ（ペンフィールドの脳地図）

している。図7は切削する歯への浸潤麻酔時の自律神経活動を示す。緊張感は最大になっていることがわかる。図8は下顎の印象採得時の自律神経活動、図9は上顎印象採得時の自律神経活動を示し、下顎より上顎の印象採得のほうが緊張感と不快感が大きくなることがわかる。このように、歯科治療の内容によって患者の心の状態（不安、緊張）が大きく変化してることを歯科医は理解しておくべきである。

2. 口腔は体部位局在の1/3以上を占める

ヒトの脳における感覚の体部位局在マップ（ペンフィールドの脳地図）において口腔領域は、その1/3以上を占めると言われている（図10）[3,4]。この領域の広さからも、口腔は非常にセンシィティブな領域であることがわかる。口腔感覚は極めて多くの口腔感覚情報が末梢の歯や粘膜から脳に上がり、一次体性感覚野、前帯状皮質、二次体性感覚野で快・不快情報として処理され、さらに前頭前皮質で、痛みや違和感として調節されて認知される。このとき、患者の選択的注意、意識、感染、健康への不安、うつ感情、気分転換などによって脳内フィルター機能が低下し、通常では感じない感覚シグナルを敏感に感じてしまうフィルターシステムという考えがある[5,6]。

3. これからの補綴歯科治療

補綴治療は、クラウン、ブリッジ、可撤性義歯を口腔内に装着するために、どうしても口腔内で歯の切削が行われる診療行為である。このような行為が行われる場合、患者は非常に不安、恐怖を感じている。患者の不安感や恐怖感をできるだけ軽減するためには、術者の十分な説明や患者に寄り添う声

```
┌─────────────────────────┐
│  1．明確な意見の一致      │
│  2．相互の意見の尊重      │
│  3．患者の決定権          │
└─────────────────────────┘
```

図⓫　コンコーダンスの3要素

掛けが重要である。

　以前は、患者が術者の指示に従うかどうかを"コンプライアンス"という言葉で表現していたが、これは「従う、応じる」という意味で、医療者が上から患者に守らせようという姿勢がある。その後、患者主体の考え方を表現する言葉として"アドヒアランス"に移行したが、語源としては「固執、忠実」というもので、患者主体であってもコンプライアンスを高めるという意味が背景にあった。そこで、最近では患者と術者の"コンコーダンス"の概念が普及している。これは、「一致、和合、調和」といった意味で、患者個々の生活状況、仕事や日中の活動状況などを一緒に考え、お互いの意見の一致により、よりよい治療効果を得ようとするものである（図11）。

　安易な歯の切削、説明不足の歯の切削は慎み、患者が"歯の切削後遺症"とでもいうような状態にならないように、患者に寄り添った歯科補綴治療を心掛けることが重要である。また、今後は脳活動との関連が無視できない口腔領域を治療対象とする歯科治療、とくに補綴治療においては『歯科脳科学』研究のスタートが期待される。

【参考文献】

1）玉置勝司，和気裕之，島田 淳，澁谷智明：「咬合違和感」ってナンだ？―GPが知っておきたい，その症状と実態―．ザ・クインテッセンス，29（12）：101-106, 2010.
2）玉置勝司，島田 淳：[4] 咬合調整を何回しても患者が納得しません　咬合精査で検知できない咬み合わせの違和感．和気裕之，玉置勝司，宮岡 等（編）「口・あご・顔の痛みと違和感の対処法―原因のはっきりしないケースで困ったら―」，ヒョーロン・パブリッシャーズ，2013.
3）Penfield WG, Boldrey E：Somatic motor and sensory representation in the cerebral cortex of man as studied by electrical stimulation, Br4ain 60, 389, 1937.
4）Rasmussen T, Penfield W：Further studies of sensory and motor cerebral cortex of man, Fed. Proc. 6, 452, 1947.
5）Winfried Rief, Arthur J.Barsky：Psychobiological perspectives on somatoform disorders. Psychoneuroendocrinology. 30,996-1002, 2005.
6）Wiech K, Ploner M, Tracey：Neurocognitive aspects of pain perception.Trends Cogn Sci. 2008 Aug；12（8）：306-313. 2008 Jul 5.

5 歯科治療時の注意

2 保存歯科治療時の注意点

三橋 晃

Key words

歯内療法、VAS、待機的治療

保存歯科治療における進め方と考え方

本項では、保存歯科治療のなかで、とくに歯内療法について述べる。

信頼関係があるうえで根管治療を開始したにもかかわらず、「先生、まだ痛いときがあって、噛むとたまに痛いんです」、「違和感がまだ消えません」などと言われ、「じゃあ、今日もお薬の交換をしましょう」と根管貼薬を繰り返し、気がつけば半年や1年近くが経過してしまうことがある。

せっかく患者の訴えに対応して、誠心誠意治療を行っていたにもかかわらず、「先生、あと何回かかるんですか？」、「いつまでかかるんですか？」、「この歯は治るんですか？」などと、患者の口調は徐々に強くなってくる。

そしてさらに、「私もこんなに長く治療にかかっていて、毎日歯のことばかり考えてとても憂鬱です」、「いっそのこと抜いたほうがましです」などと感情的に訴える患者に遭遇したことはないだろうか？

一方、勤勉な若い歯科医からは、「打診痛や圧痛が消失せず違和感もあるので、いつまで経っても根管充塡ができないのですが、どう対処したらよいでしょうか」と相談を受ける。

根管充塡の時期は、教科書的には以下のような項目がすべて達成された時点となるだろう。

①自発痛などの自覚症状が消失している
②水平性・垂直性打診痛が消失している
③根尖部歯肉の圧痛がない
④根管からの出血・排膿・滲出液がない
⑤根管内の感染歯質が除去できている
⑥細菌培養検査で陰性である
⑦根管形成が終了している

前述のなかで、術者が明確に所見として確認できるのは④⑤⑥⑦である（図1、2）。しかし、①②③の疼痛や違和感は、根管充塡判定の重要な要素として教育されてきたが、患者の自覚

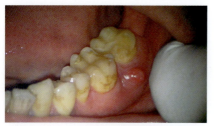
図❶ 7̲頬側歯肉に瘻孔が存在していた

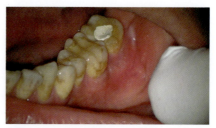
図❷ 適切な根管処置により、翌週には瘻孔は消失した

症状（感覚）に委ねている。

疼痛の評価は、一般的にはVisual Analog Scale（VAS）[1]を用いて数字化し、初診時や前回と比較することで経時的な変化を把握したり、また治療効果の目安とすることが多い。しかし、患者の自覚する疼痛の程度は、閾値や許容度、忍耐強さや寛容度などの性格、術者に対する不信感や緊張度、さらに痛みを評価した日時や患者を取り巻く社会環境など多因子が影響し、大きく変化するといわれている。

以上のように、歯内療法の評価は自覚症状と他覚所見の両方で行うが、これらが一致しないことがある。

歯内療法開始時の注意点

疼痛や違和感を訴えて受診し、歯内療法が適応と診断した患者には、治療開始前にまず、「これから行う処置は可及的に感染源を取り除くことが目的であり、また、その後は患者の治癒力で回復していく」という説明を行う。そして、根管充填のタイミングは、「根管内の感染源が取り去られたと判断したら、打診痛が必ずしも消失しなくても、最終的な薬を詰めていきます」と、歯科医の方針を伝えることが必要と考えている。

また、半年以上にわたる持続的な疼痛や違和感を訴える患者は、慢性疼痛の状態であると把握して、治療開始前に、症状の緩解に時間を要する可能性を十分に説明することも大切である。

待機的治療

治療行為は、患者の利益が副作用などの不利益を上回ったときに初めて行うものである。たとえば修復治療でも、小さな隣接面のう蝕を除去するために、う蝕のない咬合面から処置を行うが、う蝕よりも便宜的に削除した歯質が大きくては本末転倒である。

医科では、患者が「胃の中に違和感がある」といっても、外科医は腹部をすぐに切開したりはしない。切開の前には検査入院までして、精密に術前の診察・検査、そして的確な診断結果に

基づいて手術に至る。しかしながら歯科では、腹部切開とは異なり、歯は口を開けてもらえばすぐに手が届くため、歯科医は十分な診察・検査、診断を行わないまま処置を行うことが可能なので、治療開始のハードルは低いのかもしれない。

したがって、明確な原因がみつからない場合には、「とりあえず銀歯をとってみましょう」、「とりあえず神経を抜いてみましょう」という対処は極力避け、そして、診断がつかない場合は、専門医や高次医療機関への紹介を検討すべきである。

一方で、疾病の初期には症状が混沌とし、患者自身がその部位をわからないだけでなく、術者もあらゆる検査を行っても原因をみつけられない状況に遭遇することがある。患者の必死な訴えに対して、どこかの歯を削って救ってあげたい衝動に駆られることもあるが、診断がつかないのであれば投薬などの対症療法で対応し、経過を診るために再来院を約束することが望ましい。時間の経過に伴い、前回と同じ検査でも容易に患歯をみつけられる場合がある。

「後医は名医」と言われることがある。大学病院に勤務していた頃、ドクターショッピングをした患者の原因歯を、特別な検査を行わずにしばしば簡単に探り当てた経験があるが、それは時間の経過が影響した可能性が高い。このように、とくに外科的な処置を行わずに患者の症状の経過を診ながらフォローする、何もしない治療を「待機的治療」といい、経過を診る治療の重要性を患者に気づかせることも大切である。

なお、待機的治療で経過を追っていても他覚所見が認められない場合は、歯に原因がない非歯原性歯痛の可能性を検討する。歯科患者の疼痛の原因の多くは、歯髄炎と歯周組織炎に起因し、通常の歯科治療により治癒するとされているが、約1〜6％程度は、通常の歯科治療では消失しない[2]と報告されている（第Ⅱ章1-1「歯・歯肉痛」参照）。

患者との信頼関係を強くする術前説明

歯科治療は不可逆的な処置が多いことから、十分な術前説明を行わないと患者の不信感を招くことがある。

たとえば、X線写真で髄床底に穿孔部が認められる場合や根管に破折ファイルが確認できた場合、また軟化象牙質の除去で露髄や穿孔する可能性が高い場合などでは、とくに術前説明に時間をかけて、考えられる状況をすべて伝えることが、歯科医の身を守るだけでなく、患者の信頼を得る最良の方法であると思われる。もし、治療開始後

に穿孔や破折ファイルの存在を告げると、患者は歯科医の失敗を疑い不信感を強くする場合がある。

患者の不安を取り除くために

歯内療法は、患者が治療を受けている部位をみることができないため、不安を抱くことがある。とくに、性格的に不安が強い患者には、手鏡や口腔内カメラで撮影した写真を使用して、術前から術中、術後の状態をそのつど見せて、視覚的な情報で説明することが安心に繋がることがある。しかし、日常臨床での限られた時間のなかで、たびたび作業を中止しながら説明を繰り返すのは効率が悪い。そこで、治療終了後に口腔内写真を連続的に見せて説明することは、時間の短縮になると思われる。

近年、歯科用マイクロスコープが急速に普及し、全国で7,000台を突破したと報告されている（平成29年4月現在）。筆者は、マイクロスコープを使用して歯内療法を行い、治療を録画して、処置後に患者に動画を見せて説明している。この方法は、治療効率がよく、患者の安心を得るのに有効と考えている。

専門医との連携

一般開業医では、歯内療法後も疼痛が改善されず非歯原性歯痛を疑った場合は、患者の合意を得たうえでまず歯内療法の専門医へ紹介するのがよい。歯および歯周組織の炎症や、歯の破折などに起因する疼痛の多くは、改善させることが可能である。

しかし、それらのあきらかな原因がみつからない非歯原性歯痛は、口腔顔面痛の専門医や心療歯科医へ依頼することを勧める。難症例は、一般開業医のみならず専門医も患者を一人で抱えずに医療連携で対応することが、患者にとって時間と費用の無駄を避けることができ、利益を生むといえる。

なお、心療歯科医とは、心身医学やリエゾン精神医学を研修した歯科医として用いた。

症例提示

患者：52歳、女性。A歯科医院より $\underline{4}$ の根管が開かないとの理由で、歯内療法を依頼された。

主訴：膿の出るところがあり、それを飲んでいるようで体の具合が悪い。どこから膿が出ているのか詳しく知りたい。また、腫れた感じがある。

検査所見：歯周ポケット測定検査の結果は標準値。画像検査（デンタルX線、CT撮影）では、根尖のフェネストレーションの可能性があり、また、近心頬側根管内壁に穿孔部が認められ、前医によりガッタパーチャで封鎖・根充

がされていた（図3）。

治療経過：当院では、|4 の歯内療法のみ行った。石灰化根尖閉塞のため、可及的に拡大形成を施した。治療中は瘻孔などの出現はなく、根管内からの排膿もないため、3回目の治療で根管充填を行った。

処置後1ヵ月のフォロー時は、腫脹感が軽減したが、まだ膿の味がするとのことであった。3ヵ月フォロー時も、膿の味は続いていた。6ヵ月フォロー時、患者は「膿が出続けて憂うつなので、紹介元の歯科で懇願して|5 の抜歯を受けた」とのことであった（図3）。9ヵ月フォロー時、「抜歯後も膿が出てきて、また反対側からも全体的に透明な膿が出てくるがどこからはわからない」と訴えた。

患者には、初診からフォロー中も一貫して、歯内療法では口腔内のネバネバ感や術者には確認できない排膿を改善させることはできないと十分に説明し、了解は得られていた。また、「歯は根尖部の圧痛や初診時にあったポケットも消失して、治癒へ向かっている」と説明を繰り返した。

しかし、歯肉頬移行部からもヌルヌルネバネバしたものが出てきて、この膿は歯が原因と信じて疑わず、憂うつ

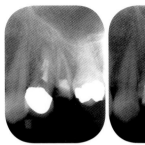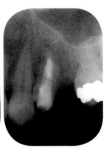

図❸　術前（左）と根管充填後6ヵ月時（右）のX線写真。6ヵ月後のフォロー時には|5 は、紹介元で抜歯されていた

で死にたいと訴えたため、大学病院へ紹介した。

大学病院では、さらに精査が行われたがあきらかな異常所見がみつからなかった。報告書では、「口腔セネストパチーに近似した状態と思います。性格は内向的で、常にネガティブ思考型のようです。抗うつ薬の処方も説明しましたが、患者の同意は得られませんでした」とのことであった。患者は大学病院の通院を中断したため、明確な診断は不明であるが、歯および歯周組織に起因した疼痛や違和感の可能性は低く、身体表現性障害やうつ病に伴う症状が考えられた。

【参考文献】
1）日本ペインクリニック学会ホームページ
　　http://www.jspc.gr.jp/index.html
2）非歯原性歯痛診療ガイドライン，日本口腔顔面痛学会誌，4(2)：22-23，2011．

[5] 歯科治療時の注意

3 口腔外科治療時の注意点

依田哲也

🗝 Key words
口腔外科、がん、顎変形症、醜形恐怖症

口腔外科では、埋伏歯などの歯の疾患から、炎症、外傷、腫瘍、先天異常、顎変形症、口腔粘膜疾患、囊胞、唾液腺疾患、神経性疾患、顎関節疾患など顎口腔領域のさまざまな疾患を治療対象としている。これらのなかには舌痛症や顎関節症のように、発症や症状の増悪に「こころの問題」が関与する疾患がある。

しかし、一般的に「こころの問題」が関与していない疾患であっても、その疾患に対する不安や治療に対する不信などが治療成績を左右したり、外科治療によっていわゆる「こころの病気」を発症したりしてしまうこともある。とくにがん患者や顎変形症患者は、疾患に対する不安を感じることが多く、その対応が治療結果にも影響を与える可能性がある。

🍃 発症や症状の増悪に心因的要因が関与する可能性のある疾患

歯学部口腔外科の精神科リエゾン外来で診察した366名の疾患別内訳で、最も多かったのは顎関節症で全体の41％を占めていた。次いで舌痛症18％、口腔異常感症13％、炎症9％、顔面痛4％、口腔乾燥症3％、味覚異常2％であった[1]。これらの疾患は口腔症状を自覚して口腔外科を受診したが、発症に心因的要因が関与している可能性が高い疾患であり、いわゆる「歯科心身症」ともいわれる。これらの疾患については他項で解説されている（第Ⅱ章1「感覚の問題」の各項参照）。

とくに口腔外科治療時の注意点としては、外科処置のような不可逆的治療は留意しなければならない。非定型歯痛で患者が執拗に抜歯を要求してくる場合は、決して抜歯をしてはならない。

🍃 本来は発症に心因的要因は関与しないが、口腔外科治療後にこころのケアが必要になる患者

1．すべての口腔外科治療が関係する

大学病院の歯科心身医療外来の統計で、歯科処置を契機に発症したいわゆる心身症患者のうち、最も多い処置は

補綴処置の34.1%であり、2番目は抜歯で11.9%であった[2]。このなかには症状の発症に「こころの問題」が関与している場合に抜歯してしまったケースもあるが、埋伏歯、歯周炎による抜歯後に「こころの病気」を発症したケースも含まれている。このようなケースは抜歯方法や術者に対する不安や不信感が契機となる。たとえば、抜歯の理由を納得しないままに抜歯され、本当は抜かなくてもよかったのではないかという不信感や、抜歯中に術者だった若い先生が指導の先生にかなり叱責されていたのを聞いていて、失敗したのではないかという不安により術後の疼痛が残存し、いわゆる慢性痛を発症してしまったケースである。

口腔外科治療に留まらず、すべての歯科疾患、歯科治療が「こころ」に影響を与えるといっても過言ではない。

2．一般的対応策

特別な対応はない。診療の基本をしっかりと行うことである。術後の疼痛、腫脹、一過性の神経鈍麻などの事前説明をきちんとする。その際、説明したつもりになっているだけで、患者がまったく理解できていないことも多いので、確認する。

そして、術中に「あっ！」、「やばい」など、患者に不安を与えるような言動をしない。また、担当医自身でなく、若そうにみえる術者に行わせるときには細心の注意を払い、ミスをしたのではないかと患者に疑われるような注意は控える。

最後に「予定どおりにうまくいきましたよ」と、手術の成功を告げる。ダメ押しで、受付で会計後に「無事に終わってよかったですね。これで安心ですね」と笑顔で見送ってもらうとよい。

もちろん予定外のことが発生したときは、隠さずに話す。それに対する対処法をきちんと説明する。

がん患者への対応
(第Ⅰ章9-2「がん患者の心理」参照)

1．疾患に対する恐怖とうつ

がんの生存率はかなり向上しているとはいえ、一般的にがん患者にとって「がん＝死」という恐怖、不安感は拭い去ることはできない。がん患者の約半数に精神科の診断がつき、診断名としては適応障害とうつ病が多い。がん患者の自殺率は一般の約2倍であり、痛みのほかに絶望感や抑うつが原因とされている。

2．顎口腔領域の特徴

顎口腔領域は外部に露出した部位であるために、整容的側面とともに摂食、嚥下、味覚、発語、呼吸などのQOLといった重要な機能に関与する。そのため、生命に対する恐怖心以外に不安やストレスの要因は大きい。口腔がん

患者の不安は手術前日が最も高く、術後1週間では抑うつが最も高くなる[3]。抑うつはQOLの身体的機能と相関するといわれており、術前に、術後に起こり得る機能的障害について十分に説明し、術後も支援することが重要である。

3. こころとがんの治癒

稀にではあるが、がんが自然に消退または退縮するケースが報告されている。肺がんなどにおける報告では、自然退縮の原因・理由として最も多いのは免疫学的機序によるものであるが、そのほかに精神状態も原因の一つとして挙げられている[4]。治癒に関してはそこまで直接的な影響でなくても、精神状態によって治療意欲の低下などが生じ、治療結果にも悪い影響を及ぼす可能性は十分に考えられる。

4. サポートと精神腫瘍学

周囲のサポートが重要である。家族だけでなく、医療関係者との意思の疎通、十分な説明による患者との信頼関係を構築しなければならない。とくに完治が困難と予想される場合は、告知にも配慮すべきである。

がんの罹患に伴って生じた心理、社会、実存面における問題を扱う専門的な臨床・学問領域も存在し、これを精神腫瘍学（サイコオンコロジー）といい、精神腫瘍医が担当する。患者だけではなく、その家族も「第2の患者」とも呼ばれ、愛する人の看病などさまざまなストレスでつらい思いをされることも多く、時に精神科的な治療が必要になる場合もある。精神腫瘍医とのリエゾン療法も検討すべきである。

顎変形症患者への対応

1. 顎変形症と「こころの問題」

外科矯正治療が必要となる顎変形症患者には、咬合不全のほかに顔貌に悩みをもち、それによって劣等感や不安など心理、社会的にも問題を抱えていることが少なからずある（図1）。

また、顔貌の悩みをもつ病態として鑑別が必要なものに、身体醜形障害（醜形恐怖症：Dysmorphophobia）がある（第Ⅰ章2-4「身体醜形障害」、第Ⅱ章4「審美の問題」参照）。

2. 留意点と対応

咬合の改善よりも整容的な改善要求が強い場合は、留意する必要がある。「保険の効く美容外科」と受け止めていないか、慎重に診察する。咬合の改善が目的であっても、不定愁訴の原因が咬合にあると決めつけ、手術による咬合改善により不定愁訴が改善すると考えている場合も留意する。手術は控える必要もある。

精神科通院歴があるからといって手術禁忌ではない。ただし、術前に精神科医に対診するなどして、細心の留意を図るべきである。

術前の説明に家族の同席を拒否するような場合も留意する必要がある。醜形恐怖症では、社会や家族のコミュニケーションに支障を来していることがあるからである。顎矯正手術前には認めずに、術後に顕在化することもある。術後の容貌の変化を受容するためにも家族の協力は重要である[5]。

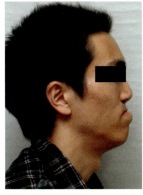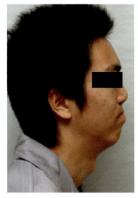

図❶　顎変形症術前（左）、術後（右）。顔貌は大きく変化する

3. 手術前の心理学的評価の必要性ガイドライン

日本口腔外科学会の顎変形症診療ガイドラインで、「外科的矯正治療の適応を判断するうえで心理学的評価は必要か？」というクリニカルクエスチョンに対する回答は、「心理学的評価法について、ガイドラインを提示することは困難であるので、必ずしも必要ではない（推奨Grade C）」となっている[6]。

クリニカルクエスチョンに採用されるということは、多くの術者が必要性を感じているということである。しかし、ガイドラインとするには科学的な根拠が乏しいというのが現状である。ただし、ガイドラインでは、醜形恐怖症が疑われる患者には精神医学的な判断が必要であるとし、患者とのコミュニケーションを密にしなければならないこと、手術に伴うさまざまな側面の説明不足と患者の準備不足が原因で予期せぬ不快症状が生じることも付記されている。

【参考文献】
1) 中久木康一，他：口腔外科における精神科リエゾン診療外来を10年間に受診した患者の臨床統計的観察．日歯心身，27：10-18，2012．
2) 吉川達也，他：当科における平成20年度初診患者の臨床統計的検討．日歯心身，25：7-13，2010．
3) 望月裕美，他：口腔がんの手術が施行される患者の心理特性と生活の質の経時的変化．口腔病学会誌，76：16-24，2009．
4) 岩永　剛：がんの自然退縮—2011年の日本からの報告例と2006〜2011年に発表された肝癌・肺癌・肺転移巣の退縮症例について—．癌と化学療法，40：1475-1487，2013．
5) 渡辺素子，他：顎矯正手術後に醜形恐怖が顕在化した顎変形症の2例．日歯心身，28：2-7，2013．
6) ㈳日本口腔外科学会学術委員会診療ガイドライン策定小委員会顎変形症ワーキンググループ　顎変形症診療ガイドライン．2012．

5 歯科治療時の注意

4 インプラント治療時の注意点

依田哲也

> **Key-words**
>
> インプラント、舌痛、非歯原性歯痛

インプラント治療後に発生する不快事象には、一般的に、インプラント周囲炎、破折、下歯槽神経圧迫や損傷による疼痛や知覚鈍麻などが報告されているが、症状を説明し得る客観的な所見がみられないにもかかわらず、疼痛、しびれ、締め付けられる感じ、違和感を訴えることがある。このような原因がはっきりしない症状で、こころの問題が関与している可能性を考慮すべきである。

インプラント治療後に発症するこころに関係した諸問題

1. 発症頻度

歯科処置を契機として発症したいわゆる心身症患者の内訳をみると、義歯やクラウンなどの補綴処置に関連した者が最も多く34.1％で、インプラント治療に関連した者は6.7％と報告されている[1]。一見インプラント関連が少ないようにみえるが、治療の母集団を考えると、かなりの高率である。

2. 発症の背景

インプラント治療により、精神的問題が発症する背景としては、保険外診療のために高額な出費を伴うことが多いことが挙げられる。患者は当然、出費に見合った治療効果を期待する。そのため、治療結果に対する自己評価は、より厳しいものになるであろう。このような効果と自己評価の乖離は、さまざまな心理的問題を生み出す可能性がある。

また、歯が欠損した状態から、取り外せない歯が装着されることで、義歯よりも治療前後の状態の変化が著しく大きく感じることや、骨や粘膜に損傷を生じることから、治療に対する不安も大きいことが想定される。インプラント治療において施術医は、異物が身体の、とくに頭部に、容易には取り出せない状態で入ること、その感覚が続く可能性があることなどについて、患者がどう思うか、恐怖を感じることもあるであろうことを想像し、あらかじめ患者に対して、詳細に説明しておく

II　こころの病気を考慮すべき口腔関連症状と歯科治療

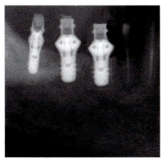
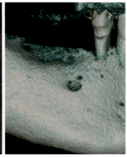

図❶　インプラント埋入後のパノラマX線写真（左）ではオトガイ孔が判別困難だが、CT（右）では高い位置にあることがわかり、神経損傷の可能性がある

必要がある。

3．臨床的特徴

インプラント治療後に発症したいわゆる心身症107例についての調査では、女性が86.9％で、年齢層では50～60歳代が70％と最も多かった[2]。インプラント体埋入に関連した場合と、咬合獲得に関連した場合、それらが確定できない漠然とした場合があり、臨床症状は舌痛が38.3％、口腔異常感が30.9％、歯痛が19.6％、咬合異常が11.2％となっている。舌痛には舌痛症に類似したピリピリ痛のほか、インプラントに舌が擦れて痛いというものもみられた。口腔異常感は、インプラント体埋入部が締め付けられるような感じ、異物が入っているという違和感などであった。

なお、インプラント治療以前にうつ病などで精神科受診歴がある者は18.7％で特別多くなかった。また医療訴訟では、インプラントの高額医療費をめぐるトラブルが多いが、いわゆる歯科心身症患者では治療費に言及する症例はほとんどみられないという特徴もある[2]。

鑑別診断

画像検査、咬合検査、視診、触診、打診などで、症状を説明し得る客観的な原因をしっかりと究明する。パノラマX線写真のような単純X線写真だけでは三次元的な診断が困難であるので、CT検査も有用である。撮影できない診療施設では、設備のある施設に精査を依頼すべきである（図1）。

食事中や好きなことをしている際にも症状が持続するか確認する。消失または緩和するようであれば精神心理的な要因の関与を疑う。

また、疼痛や違和感の性状や部位が一定しない場合も同様に、精神心理的な要因の関与を疑う。そのほかは非定型歯痛や顔面痛の鑑別診断に準じる。

発症後の対処法～インプラントを抜去すべきか～

前述の107例の調査で、施術後の諸問題のため、インプラント抜去を希望した症例が36例あり、抜去しなかった症例が30例（28.0％）、抜去した症例が6例（5.6％）であったが、このインプラント抜去例の除去前の不快症状の転帰が最も不良であったと報告している[2]。

すなわち、インプラントを抜去しても患者の愁訴が改善するとは限らない。仮に一時的に症状が改善しても、次の愁訴を認めることがあり、終結しない場合がある。インプラント体が症状の原因であるとするあきらかな器質的所見がなければ、抜去すべきでない。

インプラント治療後に心因性の問題を起こさないための対処法

1．留意すべき患者

精神科受診歴があるからといって、インプラント治療は禁忌ではない。しかし、リスクの一つにはなる可能性もあるので、精神科への対診で病態を把握することは必要である。

年齢不相応に喪失歯や処置歯が多い患者は、摂食障害患者で過食嘔吐が繰り返されて口腔衛生状態が保てなかった可能性など、自己管理がうまくできない何かがあるかもしれないので留意する。

そのほかに、歯科医に対しては低姿勢なのに、歯科衛生士や受付には横柄である患者や、妥当性がないにもかかわらず執拗に電話をかけてくる患者などにも留意する。

2．対処法

高額な治療費を伴う治療であるため、治療結果に対して過度な期待をする可能性もある。そのため、どんな患者でもナーバスになっているはずである。治療前、治療中の歯科医や歯科スタッフの診療態度、対応の仕方でもまったく異なる結果になる。術前の説明は、患者が納得するまで丁寧に行い、起こり得る合併症については必ず説明する。こういった応対のなかで患者の性格を把握することも重要である。

術中は、失敗を疑わせるような「あれ？」とか「あっ！」などの言葉は慎しむ。そして、患者に不安を与えない診療態度をスタッフとともに全員で示すことが重要である。

【参考文献】
1) 吉川達也，他：当科における平成20年度初診患者の臨床統計的検討．日歯心身，25：7-13，2010．
2) 佐藤智子：歯科インプラント治療後の"不定愁訴"に関する心身医学的研究．日口科誌，61：223-232，2012．

Column 8

MW分類について

精神科医の宮岡は、口腔外科のリエゾン外来や口腔領域の愁訴のために精神科外来へ紹介された症例を分類し報告した[1]。その後、和気は、そのなかから歯科医の視点で、歯科臨床で問題になることの多い「心身医学・精神医学的な対応を要する患者の4タイプ」をMW分類（図1）として発表した[2~6]。

はじめに、歯科患者は、「歯が痛い、舌が痛い、顎が痛い、義歯が合わない、かみ合わせの違和感がある、口臭が辛い、口が乾く、味覚がおかしい、その他の口の違和感」などの症状を訴える。

歯科医は、こうした症状に対して、まず、問診（医療面接）を行う。そして、口腔内外を、視診や触診で診察する。その後、診察だけでは見つからない異常を探すため、また、所見がないことを確認するなどの目的で検

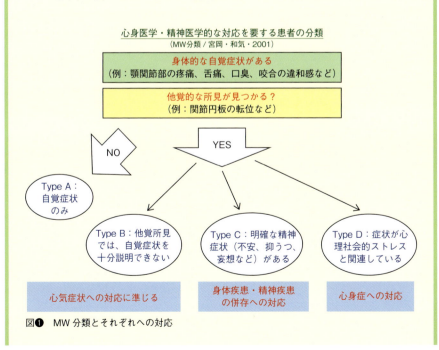

図❶　MW分類とそれぞれへの対応

査を行う。この過程は、歯科治療は不可逆的あるいは外科的な処置が多いことから、とくに重要である。

う蝕や歯周病、義歯の不具合などの一般的な歯科治療では、自覚症状に対応する他覚所見を見つけることがそれほど難しくない。しかし、一部の患者では、自覚症状を説明できる他覚所見が見つからないことや、また所見はあるが、それでは症状を十分に説明できない場合がある。この対応法を示したのが、MW分類のType AとType Bである。

次に、厚生労働省の発表では、人口の約300万人以上が医療機関で精神疾患の治療を受けている。また、治療を受けていない精神疾患患者が多数存在することも報告されている。そして、治療を受けている患者は抗精神病薬を含む向精神薬を服用していることが多い。したがって、精神疾患の特徴を知り、服用薬の影響を考慮した歯科治療を行うことは言うまでもない。これは、Type Cに該当する。

さらに、上記で述べたさまざまな自覚症状の発症や経過が、患者の心理社会的ストレス（家庭、学校、職場などでの葛藤など）と密接に関与している病態がある。これは、MW分類のType Dに該当する。

以上は、いずれも心身両面からの対応が重要であるが、それには十分な身体面の検査と同時に、歯科医も患者の心理社会的ストレスや心理状態(不安感、憂うつ感など)、また性格傾向（心配性、几帳面、気にしやすい、落ち込みやすいなど）などを把握するための医療面接の技術をもつことが大切であろう。

参考文献

1) 宮岡 等, 和気裕之：歯科・口腔外科医に知っておいてほしい精神医学. 東京都歯科医師会雑誌, 45：566-572. 1997.
2) 和気裕之：顎関節症患者に対する心身医学的なアプローチ. 顎頭蓋誌, 14 (1)：1-13. 2001.
3) 和気裕之：歯科心身医学の現状および「歯科心身症」に対する適切な医療と連携. 心身医, 49：1093-100. 2009.
4) 和気裕之：サイコ・デンティストリー 歯科医のための心身医学・精神医学. 第2版, 砂書房, 東京, 2015.
5) 和気裕之, 澁谷智明, 目加田まり：デンタルスタッフのための歯科心身症ガイドブック. 医歯薬出版, 東京, 2015.
6) 和気裕之, 澁谷智明, 中久木康一：歯科・口腔外科症状のメカニズムと心の関係. 脳とこころのプライマリケア3, こころと身体の相互作用（日野原重明, 宮岡 等監修, 宮岡 等編集）, シナジー, 東京, 224-233, 2013.

III コミュニケーションとインフォームド・コンセント

1. 患者の心理
2. 医療を進めるコミュニケーション
3. 医療を進めるインフォームド・コンセント

1 患者の心理

目加田まり

> **Key-words**
>
> 歯科医療、コミュニケーション、オモテとウラ、チームプレー、転移、怒りと涙

　歯科医療の領域において「こころ」の問題が関与していることは、経験則から多くの歯科医療従事者が知っている。歯科に限らず、医療が対人援助の一つである限り、患者の心理というものを横に置いて考えることはできないであろう。しかし、知っていることと実際に対応することには、大きな隔たりがある。「こころ」は誰しもがもっており、そのことを知っている。そうであるにもかかわらず、他人はもとより自分自身の「こころ」ですら理解することが困難に感じられるときが往々にある。本項では、われわれが日常臨床においてコミュニケーションを活用する際に参考になる患者の心理について取り上げる。

歯科医療におけるコミュニケーションの特徴

　歯科医療には、特徴的なコミュニケーションの取りづらさがある。まず第1に治療する部位が口腔内であることがほとんどで、一時的ではあるものの、患者は普段のように言葉を話せない状態になる。そのため、話しながら治療を進めることが困難である。第2に外科的処置が多く、治療による痛みが伴いやすい。どうしても「歯医者＝嫌なところ」のイメージがついて回る。そして第3に、生活習慣が疾患に大きく関与することが広く認識されており、「病気になるのは日ごろのセルフケアがうまくできていないせいだ」といった叱責を連想しやすい。第4に、口腔内は診察を行うことで、疾患についてある程度の情報が得られる「見ることができる」部位である。そのため「とりあえず診てみましょう」という流れに、患者側も歯科医療者側も大きな違和感を抱かない。

　以上のような点から、元来のシチュエーションに加え、患者のなかに生じる恐怖心や後ろめたさがコミュニケーションに対する消極性を生み出すと考えられる。さらに現実的な時間の制約

Ⅲ　コミュニケーションとインフォームド・コンセント

や患者にとって理解の難しい専門用語を使用してしまうといった医療者側の状況が相俟って、ますます両者のコミュニケーションに問題が生じてしまう危険性を、歯科医療は基本的にはらんでいる。

　反対にコミュニケーションを促進する要素もある。歯科治療は、治療のステージによっては診療間隔が短く、メインテナンスも入れると長期間のかかわりになるなど、顔なじみになりやすい構造をもっている。より身近な医療の専門家となり得る。歯科医や歯科衛生士がさまざまな問題のゲートキーパーとしての働きが期待されるのは、そのような点からであろう。また基礎となる関係性ができている状況では、コミュニケーションの内容の過不足を調整したり、ボタンの掛け違いの修正を行ったりするチャンスが得られることがある。このように歯科医療におけるコミュニケーションは、難しさとともに重ねていく面白さがあるといえる。

🍃 オモテとウラ

　限られた時間のなかで適切なコミュニケーションを確保するためには、医療者が患者からのサインを適切に読みとり、その人を正しく理解しようとする姿勢が役に立つ。ここでは患者理解の手がかりとなり得る患者の心理について、一つの見方を取り上げる。

　診療室で歯科医が声をかけても何も言わなかった患者が、他のスタッフに対してはいろいろと話をしているといった光景は、日常さほど珍しいものではない。時には診療に関するような内容でありながら、診療室で言ったことと違うことを受付で話しているということもある。果たしてこの状況をどのように理解すればよいのであろうか。ここには「こころ」の特徴として、「オモテとウラ」という仕組みが見え隠れしている。

　「表向き、裏向き」、「あいつは裏表のない人間だ」などといったように、「オモテとウラ」は日常的に使用する日本語として表は建前や外を、裏は本音や内をさす。これは、人間関係をぎくしゃくさせないようにという工夫として社会性の獲得の過程で形成されてきたものである[1]。人はその場の状況や相手によって、話の内容や話し方をある程度の幅をもたせながら変化させ、適応している。そのため「裏表のない人間だ」という評価も、あくまでも裏表の差が少ないといった意味で捉えることが一般的である。裏をすべてなくして表にすることはできないというのは、「オモテとウラ」という概念自体がそのようにデザインされているためである。この視点に立つと、先ほどの患者にとって「オモテとしての診療室とウラとしての受付」という

構造として捉えることができる。

　たとえば、義歯を入れたときに歯科医の前では「ぴったりです。ありがとうございます」と笑顔で診療室を後にするのに対して、受付ではスタッフに「なんだか煩わしくて。やっぱり入れ歯は入れ歯よね」とがっかりした表情で語ったとする。この場合、どちらで話したことも患者にとっては真である。尽力してくれた歯科医に本音のすべてを伝えるのは気が引けるが、入れ歯を受け入れることへの戸惑いや落胆を誰かに話したい、聞いてもらいたいのである。

　このような際は、「オモテとしての診療室とウラとしての受付」が、歯科医院という一つの枠組みのなかで患者自身が多様な思いを表現できるという点で、重要な役割を果たしているといえる。

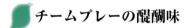
チームプレーの醍醐味

　しかし、この「オモテとウラ」の構造がネガティブに働く場合がある。とくに心理療法や精神科医療といった「こころ」を専門的に扱う領域では、前述のような日常生活で生じる「オモテとウラ」が治療を混乱させる要因の一つになるとして、治療構造をもってしてそれらを除外することがある。チームとして複数のスタッフがかかわるなかであれば、患者から「あのスタッフには言わないでほしい」といわれたときに、「医療機関は医師一人が治療しているわけではなく、あくまでもチームで診療に当たっています。スタッフが情報を共有しないというのは治療上マイナスになると考えるので、それはできません」とはっきり告げることの重要性がいわれている[2]。

　ここだけの話、つまりは「ウラ」の話として聞いてもらうことによってすっきりしたり、安心して本音を出せる場所をもつこと自体が個人のストレスケアに通じることももちろんある。けれども、河合[3]が「治療者相互間転移現象」と呼んだものであるが、医療者側が患者の感情に大きく影響を受けて（これは転移と呼ばれる）、スタッフ間に葛藤が生じる場合がある。「ウラ」の話を聞いたスタッフに、「患者さんがこんなに困っているのに何もしてくれない先生はひどい」といったような感情が沸き起こり、チーム内に感情のもつれが生じてくる。この感情のもつれが、患者の治療というチームの目的を見失わせてしまう。

　実際の歯科医療のなかでは、チームのゴールをスタッフが再度認識し、一つの役割としてそれぞれが「ウラとオモテ」を担っていることを意識するといった対応になるのではないだろうか。こうした連携はチームプレーの醍醐味でもある。

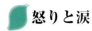
怒りと涙

「オモテとウラ」の心理が働く際に注目すべきは、患者自身が自分のもっている本音に気がつかずにいたり、過度に本音を抑え込むと、それは不満となり蓄積されていくという側面である。ここでは言ってはいけないこと、ここでは見てはいけないこと、見せてはいけないこと、こういったことをすごく気にするので、表に出さないものが心に溜まりやすいという[4]。患者が何も言わないことは何も思っていないことと必ずしもイコールではないと、頭の片隅に入れておきたい。また、書くことがきっかけに展開してくる場合もある。問診票などを書くことを通じて、患者自身が自分のなかの本音を整理していく。何で困っているのか、何を治療してほしいのか、それを文字として書くことで患者自身が気づくことも多いのではないだろうか。

患者のなかのわだかまりは、本人が意識的に使用しているか否かは別として、しばしば会話のなかの接続詞や「てにをは」のなかに現れる。「前回治療したところはいかがですか？」、「そこは大丈夫です」といった会話の場合、「そこは」の「は」に少しの強調が感じられれば、「他に気になることがあります」のニュアンスが生まれてくる。このニュアンスを受け取れるかが重要な分岐点になることがある。

本来、患者は受身的な「まな板の鯉」ではなく、患者自身が治療に参加するために希望や聞きたいことを言葉で伝えることが不可欠である。他に気になることがあるのであれば、はっきりと言わないと伝わらないのである。しかし、時としてそれを適切に表現することの難しさを患者は感じている。「気のせいと言われればそれまでかもしれないのですが」と、言うべきか言わないべきかを迷っている場合もある。さらにネガティブな色合いのある内容の際には、「こんなことをいうとクレーマーのように思われるかもしれませんが」といった前置きする姿を見受けることもある。これらは自分の思いを医療従事者に伝える複雑さを物語っている。

しかしながら、われわれが細心の注意を払っていたとしても、患者のもやもやが見過ごされることも十分に考えられる。そしていままでに蓄積された不満が、何かをきっかけに堰を切ったように溢れ出すことがある。「地雷は踏んだときではなく、足を離すときに爆発する」といった感覚である。医療従事者の印象に強く残るのは患者の物言わぬ場面ではなく、こうした爆発した物言う場面である。それは怒りであったり、涙であったりという、強い感情表現にインパクトを受けるためで

ある。一部の特殊なケースを除き、このような状況で患者が語る話には、感情に彩られているが、しっかりとした有用な内容が含まれている。患者は怒りたくて怒っているのではない。怒らざるを得ない理由や泣かざるを得ない理由があるのである。物事の本筋はその理由のほうにある。

●

コミュニケーションは、ダイレクトに医療従事者と患者の関係性と結びつく。両者の良好な関係性とはどのようなものであろうか。ここでは患者の心理として筆を進めてきたが、それは翻って医療従事者の心理についても考える必要性を示すものである。実際に「朝一番は先生の調子が上がってこない。昼飯前は空腹で気が逸れるだろうから午後一番の、先生が一番集中できる時間に治療を予約したい」と話す患者がいた。われわれが患者をみるとき、患者もまたわれわれをみているのである。

【参考文献】
1) 土居健郎：表と裏．弘文堂，東京，1985：25-43．
2) 宮岡 等：こころを診る技術－精神科面接と初診時対応の基本．医学書院，東京，2014：76-80．
3) 河合隼雄：心理療法論考．新曜社，東京，1986：87-95．
4) 北山 修：最後の授業 心をみる人たちへ．みすず書房，東京，2012：19〜23．
5) 和気裕之，澁谷智明，目加田まり：デンタルスタッフのための歯科心身症ガイドブック．医歯薬出版，東京，2015．

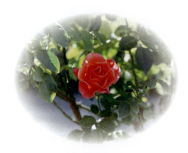

2 医療を進めるコミュニケーション

宮地英雄

Key words
言語的コミュニケーション、非言語的コミュニケーション、Open Question、Closed Question、半構造化問診

コミュニケーションの必要性

　医療において、コミュニケーションはその一部である。「コミュニケーションがなくても、手術はできる」と思われる方もいるかもしれないが、それでは患者の問題を十分に治しきれない可能性がある。「感覚」のように、患者にしかわからない症状もある。そのような症状に対応するには、患者に自分で感じている状態を、医療者に"的確に伝えてもらう"ことが必要となり、そのためにコミュニケーションが重要となる。

コミュニケーションの種類と「話」

　コミュニケーションの語義は、「共通（＝Common）した情報の伝達」であるとされる。それが転じて、たとえば公共交通機関は「Commuter：コミューター」と呼ばれ、またテレビの「CS放送：通信衛星放送」の「C」は、コミュニケーションであるなど、「交通」や「通信」の意味ももち、その領域でも用いられている。語義のなかにある「共通」というのが、コミュニケーションにおける核となるのは語源からも想像はつくであろうが、これは医療においてどのような意味をもつのであろうか。

　情報を伝達する際に人間が用いるツールのなかで、とくに重要なのは「言葉」である。「言葉」で伝達する方法としては、「書いたものを見せる」などがあるが、条件さえ揃っていれば、簡便かつ迅速なのは、「話をする」であろう。ただ「話をする」といっても相手との関係で、いろいろなパターンがある（表1）。①片方が一方的にしゃべるであったり、②聞いているだけ（聞いているふりをする）というパターンでは、情報は送り手から受け手に伝達されてはいるかもしれないが、一方的なので、本当に伝わっているかど

表❶ 話とコミュニケーション

話		コミュニケーション
話をする	① 片方が一方的にしゃべる	
	② 聞いている（ふりをする）	
	③ 話（の内容）を聞く（理解する）	A. 言語的コミュニケーション
	④ お互いに話をし合う（会話・議論）	
	身振り、手話、Eye Contact、など	B. 非言語的コミュニケーション

うかは確認できない。「共通した情報」であることをお互いに確認して認識するには、③話の内容をよく聞き理解すること、また④会話や議論などのように、お互いに話し合うといったパターンが必要となる。「話をする」というパターンのなかでは、この③、④のような形がコミュニケーションと呼べるものであり、これを A. 言語的コミュニケーションという。また、コミュニケーションには言葉を用いないものもある。身振りや手話、Eye Contact などがあり、それを B. 非言語的コミュニケーションという。実際の医療現場では、「問診」をしながら「触診」も行うなど、言語的なものと非言語的なものを組み合わせて用いられている。

医療におけるコミュニケーションの効果と副作用

人が人の身体に起こっている問題に影響を及ぼすには、しっかりとした確実なコミュニケーションが必要であり、重要であることは前述した。ここでは、このコミュニケーションの効能と、進め方によっては相手の状態を悪化させかねないといった副作用について考えてみる。

1. インフォームド・コンセントに向けて

コミュニケーションの必要性の第一は、患者は自分の「困ったこと（症状）」を理解してもらうこと、医療者はその「困ったこと」をでき得るかぎり拾い、その情報の相互交通によって「共通」の問題として有すること、つまり「共有」することである。医療者側の情報の提供は、後述するインフォームド・コンセントになる（第Ⅲ章3「医療を進めるインフォームド・コンセント」参照）が、この「共有」ができていなければ、いわゆる「コンセント＝同意」が成立しないし、いくらよい医療を提供できる状況であっても自然に治療とは違った方向に進むことになる。インフォームド・コンセントの前段階では、医療者はいかに患者の情報を拾いきれるかということになる。症状を共有し

Ⅲ　コミュニケーションとインフォームド・コンセント

て拾っていく過程において、そこから情報を拾っていこう、漏らさず聞いていこうという姿勢は、患者側からすれば「わかってもらおうとされている」という安心感に繋がる。患者は受診の際、概して不安な状態で医療者と対峙する。「この症状の原因は何なのか？」、「（医療者から）何と言われるのであろうか？」、「治療はできないのではないか」、「できたとしてもものすごい苦痛を伴うものではないのか」など、さまざまな怖さをもって来る。このような状況のなかでは、症状が過剰に悪化して表現されることもある。そのような状態を軽減し、せめて相応なところでとどめていくためにも、コミュニケーションが大事なのである。

2．不適切なコミュニケーションの弊害

逆にコミュニケーションが不適切であると、症状が正確に拾えないばかりか、症状を悪化させた状態で治療に入ることになる。確かに体感異常（セネストパチー症状）などの訴えは、奇妙でグロテスクなものであるが、このようなことを知らないまま進められると、患者には頼りなく映るであろうし、仮に歯科医が知らなかったとしても、「そんなことはあり得ない」などと言い切ってしまうなど、話を受け取めようとせず否定的な物言いがあれば、患者は自らを否定されたような感覚に陥るという。このような不適切な進め方は、患者・医療者双方にとって負担となるのは自明であろう。歯科医は理解困難な症状に対して余計な施しをすることにもなりかねず、患者は医療に対する不信感を募らせ、医療者が変わったところで、状態の回復に時間と労力を大きく費やすことになり得る。

コミュニケーションを適切にとっていくことは、患者にとってだけではなく、医療者にとっても有益となるのである。

医療におけるコミュニケーションの進め方

1．いろいろな技術を組み合わせる

コミュニケーションは、「情報を共有する」ことであると述べてきた。その情報は通常、医療の場においては患者・医療者双方間で質や量に差がある。医療におけるコミュニケーションとしては、この差を埋めていくように進めていくことになる。始まりは患者側から、今日受診したきっかけ、主たる訴え、すなわち主訴を話してもらうところからになる。この時点から、話しやすい環境を作ること、「お話をお聞きします」という雰囲気を作ることは重要である。一刻を争うような状態でなければ、着席などもゆったりと促し、表情、態度を穏やかに、といった非言語的コミュニケーションも同時に使っていく。着席後は一呼吸置き、口調や

尋ねる速さに注意する。問診票などがあれば、それに沿って確認しながら進めるのもよい。ただし、話を聞いていくのも状態や状況に合わせてということにはなるが、ただ長く聞けばよいというものではない。患者・医療者双方が疲れてしまい、また共有すべきポイントが曖昧になったりずれたりする可能性もあり、コミュニケーションの質が落ちかねない。

2. Open Question と Closed Question

　症状を詳しく絞っていくには、まず初期の段階では Open Question を用いる。Open Question は、Yes/No で答えられない質問、答えに幅がある質問である。「その感覚はどのような感じでしょうか？　もう少し詳しく教えてください」、「症状はいつからありますか？」、「症状が悪くなったきっかけはどのようなことでしょうか？」などといった質問になる。反対に、Yes/No で答えられる質問を Closed Question という。Open Question で聞きたいことを絞っていったのちに、さらに絞り込むときに使用していくが、そのほか相手がうまく表現できないようなときや、ペースを変えていくときなどにも用いられる。患者は、Open Question をずっと続けられると、ずっと考えっぱなしになってしまうため、疲れてしまう。時に確認しながら、Closed Question を入れながら進めていくのもよい。

3. 問診の構造化

　標的となる臓器や症状が限られる場合、質問していく事項も決まってくる。これをある程度パターン化しておくと、効率はよくなる。質問をまったく決めて聴取する問診を、「構造化問診」という。「痛みの構造化問診」などといったものがまさしくそれに当たる。実際の臨床現場では、ある程度決められた質問から、答えに応じて質問を加えていく、いわゆる「半構造化問診」のようなものが有用となる。

●

　コミュニケーションは、医療の一部であると述べた。医療はその治療過程において、多かれ少なかれ、身体的、心理的に負担をかけてしまう。その負担を減らし、診断、インフォームド・コンセント、治療をスムーズに進めるには、適切なコミュニケーションが必須である。コミュニケーションは相手がいるものなので、一人で練習するというわけにはいかない。なかなか他の医療者のコミュニケーションを見る機会は少ないと思われるが、コミュニケーションが上手な人、質問が上手な人の進め方を参考にしつつ、実際にコミュニケーションを数多く実践していくのが、上達の唯一の道と思われる。

3 医療を進めるインフォームド・コンセント

宮地英雄・宮岡 等

Key words

医療コミュニケーション、説明と同意、同意能力、インフォームド・コンセントの成立、Shared decision making

インフォームド・コンセントとは

ここまで、こころの問題に関連した口腔領域の諸問題について、そしてこの章では患者の心理やコミュニケーションについて述べてきた。これらの知識や技術をもって、医療を進めていくことになるが、進めるにあたって必須となる過程の一つに、インフォームド・コンセントがある。

インフォームド・コンセントは、一般的には「説明と同意」と訳される。医療行為は、必要とするためとはいえ、他者が人の身体に影響を及ぼす要素を含むものであり、そのためには、行為を行う者が、行為を受ける者に対して「説明」を行い、その説明に対して「同意」して初めて医療行為が進められる。

これはいまとなっては当然の考え方であり、システムであるが、概念として整備されたのが半世紀前であり、わが国で整備されたのが、それよりさらに10年ほど遅い1990年代となる。

インフォームド・コンセントは、患者本人が納得して進められる医療の一過程であると同時に、「医療者自身の身を守る」という側面もある。

インフォームド・コンセントは昨今では社会一般的な意識として根付いてきており、もはや「医療コミュニケーションの大前提」となってきていることは間違いない。今後、超高齢社会において高齢者をどう診ていくのか、その際、問題を抱えていく高齢者より若い世代にどう説明して納得していただくのか、医療者として考えていく必要がある。

歯科医療のインフォームド・コンセントはどこまで必要か

歯科医療におけるインフォームド・コンセントも、十分な議論と整備がなされていない部分があると感じられる。ここに経験した事例を挙げて解説する。

1．当然の処置でも求められる

　ある研究会で「歯石をとった後で患者さんが歯肉の違和感を訴えるようになった。心身医学的な問題があるのではないか」という発表に対して、筆者らが「歯石をとることのインフォームド・コンセントは得たのですか」と質問したら、発表した歯科医に意外な顔をされたことがある。インフォームド・コンセントの基本は、医学的に当然の検査や治療においても、患者に内容をわかりやすく説明して同意を得ることである。わかりやすく説明するのは意外に難しく、わかりやすくするために、医師自身が考えているうちに、その診断、治療や処置が本当に必要か、疑問に感じ出すこともある。

2．治療しないで改善する可能性を含める

　顎関節症の治療に関する学会発表を聞いて、「放置した場合に痛みがとれる可能性はどのくらいあるか」と質問したら、演者に戸惑ったような顔をされたことがある。このことで重要なのは、何らかの診断、治療や処置にインフォームド・コンセントを得るときは、それによる改善の可能性と増悪の可能性、およびそれを実施しなかった場合の改善の可能性と増悪の可能性を説明することである。処置をしないで寛解する可能性とは、予測される自然寛解の割合などを含む。処置を行わなかったときの改善率は、意外に教育されていないのかもしれない。

●

　インフォームド・コンセントの「説明」には、「医療的観点からみて必要十分な」という文言が前に付かなければならない。また、医療行為とは前述のとおり、他者が人の身体に影響を及ぼす要素を含むものである。つまり、医療行為のインフォームド・コンセントにおける「説明」とは、「他者が人の身体に影響を及ぼすにあたり、医療的観点からみて必要かつ十分な説明」ということになる。

　では必要かつ十分な説明とはどういうことであろうか。たとえば、初診を診てそれを説明するとなった場合、考えられる診断、その根拠、他に考えられる診断（鑑別診断）とその根拠（一番疑わしい診断と対比しながら）、今後の診断確定・治療選択上必要な検査、その検査の負担、治療（あるなら複数）ということになろう。治療では、必要性―効果、副作用―身体への負担を、複数あるならそれぞれについて、その治療を選択しなかったときのメリットとデメリットといったところであろうか。

　そして、「わかりやすく伝える」といったことも必要なことである。よくないケースとしていわれるのは、「患

者のペースを考えず、専門用語を使って一方的に話す」といったものであろうか。話が、「一方的」なものは（しゃべっている本人は、あるいは気持ちがよいのかもしれないが……）コミュニケーションとはいえず（第Ⅲ章2「医療を進めるコミュニケーション」参照）、コミュニケーションがなければ、インフォームド・コンセントが成立したとはいえない。「『わかりやすく説明する』のは、本質的にわかっていないとできないこと」ということを聞いたことがある。説明する側が、しっかりした知識をもち、相手にきちんと伝えることで初めて「同意を得る」ということに繋がるのである。

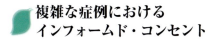複雑な症例における インフォームド・コンセント

歯科領域でよく出合い問題となるのは、「口腔領域に愁訴を有するが、歯科医からみて身体に何らかの異常所見があり、愁訴がそれに起因するとはいえないが、起因しないとも言いきれない症例」である。「義歯が合わないと調整を繰り返す」、「舌痛症が疑われるが、義歯による刺激や金属アレルギーを否定しきれない」などである。このようなケースでは、どのようなインフォームド・コンセントがなされるべきであろうか。形態のみで症状を判断し、安易な治療的診断（治療して改善したら診断は正しかったと考える）といったような行為は避けるべきである。このような行為を行って症状が改善しなかった場合は、状態はかえって悪化することも多く、治療的にも取り返しがつかなくなることも多く見受けられる。もし処置を必要としてするのであれば、前述のとおり、十分な説明をして同意を得たうえで行う必要がある。これらのケースではたとえば、「症状がどこに起因するかはわからない。当方で行う外科的治療は、炎症を広げないようにすることにはなるが、症状がまったくなくなるとは限らない」といったように、「わからない」ということも明確に伝える必要がある。

同意能力と意思決定

必要十分な情報が提示され、その情報や方針に「納得」したうえで「同意」がなされることでインフォームド・コンセントが成立することになるが、この「納得」つまり「同意能力」というのも、医療を進めるうえで問題になる。正当な「同意」がないと、インフォームド・コンセントが「成立した」とはいえず、このようなケースで医療上何か問題があった際、医療としては「説明した」としても、「正当な同意を確認しなかった」と、医療側のミスとされかねない。「同意」ができるかどうかについても総合的な判断が必要とさ

れ、自分の現状、提案された治療の目的を理解していることのほか、治療を受けた場合、受けなかった場合の利益と危険性についての理解が必要とされる。知的障害（第Ⅰ章6-3「知的障害」参照）のほか、近年では認知症患者（第Ⅰ章5「認知症」参照）の同意能力が問題となっている。

インフォームド・コンセントの次の概念？　Shared decision making

最近、Shared decision making（SDM）という言葉を耳にするようになった。「意志決定の共有」とでも訳すべきであろう。医師が独断で治療方針を立てて実行するパターナリスティック（父性的）なモデルへの反省として、インフォームド・コンセントの考え方が生まれた。SDMでは、医師と患者が話し合いながら治療方針を決定するため、患者の個人的な希望まで含まれ、患者の治療に対するモチベーションが上がり、アドヒアランスも向上するとされる。インフォームド・コンセントでは、情報が提示された後では、患者の意向に委ねる面が強く、医師と患者の十分な意見交換がないとして生まれたのが、Shared decision makingであると理解される。これも本質はインフォームド・コンセントと大きく変わるものではなく、わかりやすい説明と患者の同意が前提となる。

●

いまやインフォームド・コンセントは、通常の医療においても大きな部分を占める要素である。受診の手続きから、問診、検査、治療に流れるまで、インフォームド・コンセントが中心であり、要である。とくに「こころの問題」が関与していると、その比重はさらに重くなり、医師の仕事のかなりの部分がインフォームド・コンセントになるといっても過言ではない。文化的な要素はあるが、とくにわが国では「説明」の質が患者側の、医師、医療選択における基準になっている部分もあるだろう。

今後さらに技術が進歩し、いろいろな処置において医師の手が不要になっていくことも予想されるが、「説明」については議論が分かれている。IT技術や人工知能が「説明」を担えるという考えと、やはり相談してともに決断するのは生身の人間（医師）であり、補助的にはそれらの技術を使っていくという考えである。後者のほうが現実的であるが、そうなったときのためにもいろいろな技術が使えるようにしておきたい。

Column 9

インフォームド・コンセントからみえる歯科医療の問題点

　インフォームド・コンセントが医療の要となっていることは、いまや論を待たない。人が人の身体に合法的に影響を及ぼす場合、きちんとした「説明」があって、影響を及ぼされる側（患者）の了承—「同意」が必須であるのも、当然のことと理解されよう（第Ⅲ章3「医療を進めるインフォームド・コンセント」参照）。

　ただ、一般的な医療のインフォームド・コンセントを歯科医療に適用した結果、わが国のインフォームド・コンセントの問題点とともに歯科医療の問題点が、部分的にであれ反映されているのではないかと思われることがある。それは歯科診療における「病態」の重要性と「治療をしないという選択」の概念が、ともに希薄ではないかということである。

　確かに歯科治療の一部においては、「病態」よりも「形態」が重要視される傾向があるようである。主訴である部分のみに注目し、"「十分な説明」がなされないまま"その部分を治すことだけを行ってしまい、その結果、不信感とともに辛い感覚が出現し、精神科を受診しているケースもしばしばみかける（「『治療をしないという選択』という概念」については、第Ⅲ章3「医療を進めるインフォームド・コンセント」を参照）。

　「歯石を取るという医療行為では、問題となるようなレベルでは歯を傷つけることはないので、インフォームド・コンセントは不要である」とか、「歯は自然に治ることはないから、『治療をしないという選択』はあり得ない」という観点を見直し、議論する時代になってきているのではないだろうか。

おわりに

　この度、デンタルダイヤモンド社の歴史ある隣接医学シリーズのなかで、『こころの病気と歯科治療』の最新版を上梓しました。

　厚生労働省は、日本人の300万人以上が医療機関で精神疾患の治療を受けていると報告しています。また、ある調査では精神疾患の受診率が低いことも示されています。したがって、歯科医は精神疾患を有する患者を診る機会が少なくありません。しかし、内科や整形外科のように、精神科と連絡を取って診療している歯科医は多くないと思われます。

　とくに、歯科医は口腔領域の症状を、精神疾患による可能性を疑う場合もありますが、患者自身はそうは思っていないことがあります。そして、歯科医は説明の仕方や対処法がわからないまま、不必要な処置を行ってしまうことがあります。このようなとき、精神疾患を含めて患者の状態を正しく把握し、対応する知識をもっていたら、適切な診療や連携が行われると考えられます。

　本書では、さまざまな"こころの病気と歯科治療"に纏わる問題を取り上げ、歯科医療に造詣の深い精神科医と、心身医学の知識をもつ歯科医が編纂しました。歯科患者と歯科医療関係者、そして精神科医療に少しでも貢献できれば幸いです。

編集委員一同

平成30年2月

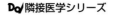

糖尿病と歯科治療

野村慶雄 編・著
（神戸常盤大学短期大学部 口腔保健学科）

Dd隣接医学シリーズでは、日常臨床で遭遇する糖尿病、妊娠、がんなど、知っておきたい医学知識をコンパクトにまとめ、解説していきます。
本書は、糖尿病患者に歯科治療を行ううえで必要な知識を詳説しました。糖尿病の病態、合併症、治療法、また歯周病との関連性など、正しい理解を提供するとともに、歯科治療での注意点や患者指導など、臨床に役立つ実践的な情報をまとめました。

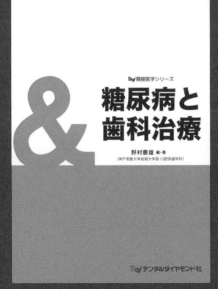

contents

1章 糖尿病の理解
糖尿病患者の実態・糖尿病の分類と症状・糖尿病の病態・糖尿病の検査・糖尿病の合併症・合併症の検査・糖尿病治療（概要と治療指針）／運動療法／食事療法／薬物療法：経口薬治療／薬物療法：インスリン治療）

2章 糖尿病と歯周病の関係
糖尿病の歯周病への関わり・歯周病の糖尿病への関わり・糖尿病患者への歯周治療の効果

3章 糖尿病患者の歯科治療と指導
糖尿病患者の歯科治療・歯周治療例・糖尿病患者への指導

4章 糖尿病と歯科治療 これからの課題
糖尿病患者医科歯科連携への取り組み・糖尿病の医療経済

A5判／176頁／オールカラー／定価（本体5,200＋税）

株式会社 デンタルダイヤモンド社
〒113-0033　東京都文京区本郷3丁目2番15号
TEL 03-6801-5810(代) / FAX 03-6801-5009
URL：https://www.dental-diamond.co.jp/

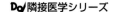

妊産婦と歯科治療

滝川雅之 編・著
（医療法人緑風会 ハロー歯科）
A5判／176頁／オールカラー／定価（本体5,200＋税）

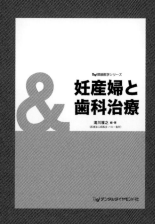

Dd隣接医学シリーズでは、日常臨床で遭遇する糖尿病、妊娠、がんなど、知っておきたい医学知識をコンパクトにまとめ、解説していきます。

本書は、妊産婦についての基礎医学知識をはじめ、妊産婦の歯科治療の注意点、歯周病と早産・低体重児出産の関連性、う蝕の母子感染などに至るまで、妊産婦に関わる歯科の知識をわかりやすく解説しました。

―― contents ――

第1章　妊産婦の特徴
●妊婦の身体的変化　●妊産婦の心理的変化　●妊婦の口腔内の変化

第2章　妊娠各期の特徴
●妊娠成立前と不妊治療　●妊娠初期　●妊娠中期　●妊娠後期　●出産後

第3章　妊産婦への栄養指導・生活指導
●栄養指導　●生活指導

第4章　妊産婦に対する歯科治療①―問診・カウンセリング～X線撮影―
●問診・カウンセリング　●局所麻酔　●薬剤投与　●X線撮影

第5章　妊産婦に対する歯科治療②―処置の注意事項―
●う蝕治療　●歯周治療　●歯内療法　●外科処置　●予防

第6章　妊産婦を迎える診療環境
●妊産婦を迎える診療環境

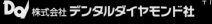

〒113-0033　東京都文京区本郷3丁目2番15号
TEL 03-6801-5810(代) ／ FAX 03-6801-5009
URL：https://www.dental-diamond.co.jp/

Do 隣接医学シリーズ

がんと歯科治療

臼渕公敏 編・著 （宮城県立がんセンター　歯科）

定価（本体 6,500円＋税）
A5判／264頁／オールカラー

がん治療では「がんは全身病としてのアプローチが大切」という概念に基づいた多職種チーム医療が必須であり、より高度な知識と技術が各職種に求められる。

本書は、歯科医療従事者ががん患者にかかわるときに必要な、全身的事項や各がんの病態・治療に関する詳細な解説書である。「基礎編：臨床腫瘍学のミニマム・エッセンス」では各種がんの最新の標準治療とその関連事項を、「歯科編：がん患者の口腔機能管理」では、がん患者のさまざまな場面における口腔管理について解説。**長寿社会の歯科医療従事者に必携の書。**

がん患者の口腔管理は「よくある診療」になった！

目次より

基礎編　臨床腫瘍学のミニマム・エッセンス
1. がんとは
2. チーム医療とは
3. がんの治療法
   ①外科療法　②放射線療法　③化学療法　④標準治療と臨床試験　⑤がん薬物療法における副作用・有害事象　⑥集学的治療
4. 精神腫瘍学（サイコオンコロジー）
5. がん患者の全身状態の評価
6. おもながんの標準治療
   ①肺がん　②胃がん　③肝がん　④大腸がん　⑤乳がん　⑥泌尿器がん（前立腺がん）　⑦泌尿器がん（膀胱がん）　⑧泌尿器がん（腎細胞がん）　⑨食道癌　⑩卵巣がん　⑪白血病　⑫悪性リンパ腫　⑬頭頸部がん
7. 緩和医療
8. がん患者を診る前に知っておきたい基礎知識
   ①臨床検査値　②看護で用いられる口腔アセスメント
9. がん治療で汎用される薬剤

歯科編　がん患者の口腔機能管理
1. がん治療における口腔ケア・口腔機能管理の必要性
2. がん治療で起こる口腔トラブル
3. がん全身麻酔手術患者の口腔管理・口腔ケア
4. がん化学療法患者の口腔管理・口腔ケア
5. 頭頸部がん放射線治療患者の口腔管理・口腔ケア
6. 薬剤関連顎骨壊死（MRONJ）
7. 緩和医療・終末期における口腔ケア
8. 口腔がんと口腔に転移した腫瘍
9. 周術期口腔機能管理

Do 株式会社デンタルダイヤモンド社
〒113-0033　東京都文京区本郷3丁目2番15号
TEL 03-6801-5810(代) / FAX 03-6801-5009
URL：https://www.dental-diamond.co.jp/

監・著者略歴

宮岡 等（みやおか ひとし）

1981年	慶應義塾大学医学部医学科卒業
1988年	慶應義塾大学大学院博士課程（医学部神経精神医学専攻）修了
1992年	昭和大学医学部精神科講師
1996年	昭和大学医学部精神科助教授
1999年	北里大学医学部精神科学主任教授
2006年	北里大学東病院副院長
2015年	北里大学東病院病院長

［兼務］
1992–2015年　東京医科歯科大学歯学部非常勤講師
1999年−　昭和大学医学部客員教授
2010年−　神奈川歯科大学客員教授

和気裕之（わけ ひろゆき）

1978年	日本大学松戸歯学部卒業
1981年	みどり小児歯科開業（横浜市）
1999年	東京医科歯科大学歯学博士（口腔外科学）

2018年現在
みどり小児歯科院長、日本大学客員教授、昭和大学客員教授、北海道大学客員臨床教授、東京医科歯科大学非常勤講師、長崎大学非常勤講師、日本顎関節学会副理事長、日本歯科心身医学会評議員、日本顎関節学会・指導医・専門医、日本口腔顔面痛学会・指導医・専門医

編・著者略歴

宮地英雄（みやち ひでお）

1996年	北里大学医学部卒業
1996年	北里大学精神神経科入局
2001年	東京医科歯科大学顎顔面外科学非常勤医、のち非常勤講師（口腔外科リエゾン外来）
2004年	神奈川歯科大学非常勤講師（–2017年）
2007年	北里大学大学院医療系研究科博士課程卒業　医学博士取得
2012年	北里大学医学部精神科学専任講師
2014年	東京歯科大学　内科（精神科）
2018年現在	日本精神神経学会専門医

依田哲也（よだ てつや）

1985年	東京医科歯科大学歯学部卒業
1991年	東京医科歯科大学大学院修了
1992年	東京医科歯科大学口腔外科学第2講座助手
1994年	ドイツ国ボン大学顎顔面口腔外科留学
2001年	東京大学医学部附属病院顎口腔外科・歯科矯正歯科講師
2003年	埼玉医科大学医学部口腔外科学教授
2018年	東京医科歯科大学大学院医歯学総合研究科 顎顔面外科学教授

Dd隣接医学シリーズ　こころの病気と歯科治療

発行日	2018年4月1日　第1版第1刷
監・著	宮岡 等、和気裕之
発行人	濱野 優
発行所	株式会社デンタルダイヤモンド社
	〒113-0033 東京都文京区本郷3-2-15新興ビル
	☎03-6801-5810代
	https://www.dental-diamond.co.jp/
	振替口座＝00160-3-10768
印刷所	能登印刷株式会社

©Hiroyuki WAKE, 2018

落丁、乱丁本はお取り替えいたします

●本書の複製権・翻訳権・上映権・譲渡権・公衆送信権（送信可能化権を含む）は㈱デンタルダイヤモンド社が保有します。
●JCOPY〈㈳出版者著作権管理機構 委託出版物〉
本書の無断複写は著作権法上での例外を除き禁じられています。複写される場合は、そのつど事前に㈳出版者著作権管理機構（TEL：03-3513-6969、FAX：03-3513-6979、e-mail：info@jcopy.or.jp）の許諾を得てください。